NOUVEAU

MANUEL D'HYGIÈNE

ET

D'ÉCONOMIE DOMESTIQUE,

SUIVI

DES SECOURS A DONNER DANS TOUS LES CAS D'ASPHYXIE
ET D'EMPOISONNEMENT ;
DE QUELQUES CONSEILS RELIGIEUX ET MORAUX,
ET
D'APHORISMES APPROPRIÉS A CET OUVRAGE,
DESTINÉ AUX CLASSES LABORIEUSES;

Par le Doct[r] **FABRE** (PIERRE-HONORÉ),
Docteur en Médecine et Accoucheur de la Faculté de Paris,
ex-Chirurgien des Hospices civils, de l'Hôpital Militaire
des Vénériens de Bordeaux, et du 2e régiment
des Gardes-d'Honneur,
MEMBRE DE PLUSIEURS SOCIÉTÉS SAVANTES.

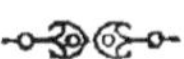

PRIX : 2 FRANCS.

A SAINT-QUENTIN,
Chez l'Auteur, rue Saint-Jacques, n° 10.

1854.

Manuel d'Hygiène.

SAINT-QUENTIN. — TYPOGRAPHIE DE COTTENEST.

NOUVEAU

MANUEL D'HYGIÈNE

ET

D'ÉCONOMIE DOMESTIQUE,

SUIVI

DES SECOURS A DONNER DANS TOUS LES CAS D'ASPHYXIE
ET D'EMPOISONNEMENT ;

DE QUELQUES CONSEILS RELIGIEUX ET MORAUX,

ET

D'APHORISMES APPROPRIÉS A CET OUVRAGE,

DESTINÉ AUX CLASSES LABORIEUSES ;

Par le Doct[r] **FABRE** (PIERRE-HONORÉ),
Docteur en Médecine et Accoucheur de la Faculté de Paris,
ex-Chirurgien des Hospices civils, de l'Hôpital-Militaire
des Vénériens de Bordeaux, et du 2e régiment
des Gardes-d'Honneur,
MEMBRE DE PLUSIEURS SOCIÉTÉS SAVANTES.

A SAINT-QUENTIN,
Chez l'Auteur, rue Saint-Jacques, n° 10.

—

1854.

PRÉFACE.

Si nous nous sommes décidé à publier cet ouvrage, c'est parce que nous avons la conviction que les règles hygiéniques bien suivies ont pour résultat l'amélioration de l'espèce humaine et la prolongation de la vie.

Le peuple, en général, a trop de confiance dans les remèdes, et trop peu dans les moyens qui sont à sa disposition. Nous avons souvent visité des malades qui ne devaient leur état qu'à des écarts de régime, ou aux lieux qu'ils habitaient, et qui ne retiraient aucun bénéfice des médicamens qu'ils prenaient, quoique bien appropriés.

L'administration des remèdes peut être considérée comme douteuse, et souvent dangereuse. Il vaut donc mieux apprendre à s'en servir le moins possible, et à en éviter la nécessité. Mais dans les cas qui en réclament l'emploi, il faut les administrer puissans et être certain de leur action. Toute médication temporisante se réduit à la tisane, à l'eau sucrée, aux lavemens et à une diète relative; mais certains médecins croiraient ainsi trop simplifier la médecine, ils ne peuvent se passer de formuler, et les intérêts du malade sont lésés, sous le prétexte futile qu'il faut qu'ils ignorent les secrets de l'art.

Il en est de même dans les consultations : nous avons souvent remarqué avec peine que tout était sacrifié au besoin de faire parade d'érudition, à éblouir les personnes étrangères à la science, en ne leur permettant de rien comprendre ; au lieu de se pénétrer que la partie la plus intéressante dans l'exercice médical est du ressort de toute intelligence ordinaire.

Convaincu de cette vérité, nous avons employé un style simple et clair, afin d'être compris de tous.

Notre but principal est de soulager cette classe nombreuse et intéressante de travailleurs, en lui donnant des conseils qui doivent améliorer sa position, tant sous les rapports physiques que moraux. Ainsi, après les principes généraux d'hygiène nous fournissons les connaissances utiles en économie domestique; nous signalons ensuite toutes les asphyxies et nous en indiquons le traitement. Nous faisons connaître les divers contre-poisons. Nous donnons quelques principes de religion et de morale ; enfin nous terminons par des aphorismes faciles à conserver dans la mémoire.

Nous aurions désiré adopter une autre forme ; celle, par exemple, du savant Al. Monteil pour l'*Histoire des Français des divers États* ; mais nous avons reconnu que ce mode épistolaire aurait dérangé l'ensemble des articles, et nui à l'intelligence.

Après ce simple exposé, il ne nous reste plus, pour bien faire apprécier les bienfaits de l'hygiène qu'à rapporter les conclusions de M. Van Oven, sur la longévité humaine :

« Aujourd'hui, en Angleterre, dit-il, la durée de la vie humaine n'atteint plus les proportions auxquelles elle est destinée : cela vient-il d'un défaut d'organisation, du genre de vie et d'excès trop fréquens ?

« Il dépend de l'homme d'abréger son existence, ou de parvenir à un âge avancé et de prolonger sa vie en suivant de bonnes lois hygiéniques. Je voudrais voir les lois défendre ce qui peut attaquer la santé de la population, empêcher les accumulations des eaux et des matières infectes, punir l'inoculation de la petite vérole, établir partout des conduits et des réservoirs d'eau : car l'eau et l'air pur sont indispensables à la santé. Et enfin surveiller avec le plus grand soin l'état sanitaire des denrées et des liquides vendus aux populations.

« Si le gouvernement établissait un système complet d'hygiène publique, nous verrions bientôt cesser les maladies pestilentielles et épidémiques. Peu à peu, les défauts d'organisation diminueraient, et le peuple deviendrait plus sain, plus fort, plus vertueux. »

M. Van Oven cite des cas de longévité extraordinaires ; il donne une liste de sept mille personnes ayant atteint l'âge de cent quatre-vingt-cinq ans, et il termine son ouvrage par les réflexions suivantes :

« Il n'y a probablement pas de limites fixées à la vie humaine. Parr est mort à 152 ans, parce qu'il avait changé l'existence sobre et active d'un paysan pour une vie luxueuse et une nourriture excitante.

L'autopsie fut faite par le célèbre Harvey, qui trouva ses organes si parfaitement constitués que, selon lui, Parr, s'il n'avait pas changé son genre de vie, aurait encore pu vivre de longues années. »

Ce que dit M. Oven de son pays est parfaitement applicable au nôtre. Nous devons cependant reconnaître que depuis quelques années le gouvernement et les municipalités se sont beaucoup occupés de l'hygiène publique.

Nous terminons cette courte préface en désirant que nos conseils produisent les résultats que nous ambitionnons, et nous laissons au public le soin de uger si nos efforts ont suppléé à nos moyens.

NOUVEAU MANUEL

D'HYGIÈNE ET D'ÉCONOMIE DOMESTIQUE,

SUIVI

DES SECOURS A DONNER DANS TOUS LES CAS D'ASPHYXIE ET D'EMPOISONNEMENT;

DE QUELQUES CONSEILS RELIGIEUX ET MORAUX,

ET

D'APHORISMES APPROPRIÉS A CET OUVRAGE.

Savoir comment on doit vivre, est une supériorité facile et qui met plus de logique en tête que tous les raisonnemens. (*Scip. Pinel*, Physiologie de l'Homme aliéné. — *Page 9*.

Définition de l'Hygiène.

L'Hygiène est cette branche de la médecine que l'on peut considérer comme l'art de prévenir les maladies, de conserver la santé et de prolonger la vie. Elle doit donc régler le choix et l'usage des choses qui, par leur influence, modifient, changent ou altèrent l'économie animale.

C'est au développement de cette définition, appliquée au bien-être des classes laborieuses, que nous consacrons cet ouvrage élémentaire.

CHAPITRE Ier.

AIR ATMOSPHÉRIQUE.

Cet agent entoure l'homme en naissant, pour ne plus le quitter qu'à la mort. Il est donc très-important d'en connaître la nature, sa composition chimique, ses propriétés mécaniques et ses différentes qualités, afin d'obtenir une respiration nécessaire pour la conservation de la vie.

SECTION 1re. — *Nature de l'Air.*

Pour que l'air soit respirable, ses proportions doivent être les suivantes : 79 parties d'azote, 21 d'oxigène en volume, ou bien 8.9 d'azote, et 91.1 d'oxigène en poids, une très-petite quantité d'acide carbonique et d'eau. — L'homme plongé dans un milieu privé d'oxigène, ou n'en contenant pas suffisamment, périt asphyxié ; il consomme en 24 heures environ 750 litres de ce gaz et les remplace par une quantité égale d'acide carbonique ; il rend irrespirable 3 mètres 1/2 cubes d'air. C'est ainsi que l'air des salles où sont réunis beaucoup d'individus devient impropre à la vie s'il n'est renouvelé, si sa quantité n'est pas proportionnée au nombre des individus.

Pendant l'été, l'air est un peu plus chargé d'acide carbonique ; il s'en dégage beaucoup des fleurs et des végétaux pendant la nuit, tandis que pendant le jour ils exhalent de l'oxigène. Aussi est-il malsain de se promener la nuit dans des jardins ou sous des arbres, et d'avoir des végétaux, des fleurs, ou même des fruits, dans les lieux où l'on couche.

Outre l'air, l'eau, l'acide carbonique et le calorique qui les maintient sous la forme de gaz, ou fluides élastiques, l'atmosphère contient encore un grand nombre d'autres substances qui diminuent plus ou moins sa pureté, telles que les exhalaisons animales qu'on estime monter en matière liquide à 3 centimètres d'épaisseur sur toute la surface du corps de l'animal dans l'espace de 34 jours. Les exhalaisons végétales qui, réduites de la même manière en liquide, s'élèveraient à 3 centimètres dans 161 jours, et qui, contenant toutes les parties volatiles odorantes des plantes, doivent avoir, en été, une influence sensible sur l'atmosphère. Celles de la terre, lesquelles sont très-évidentes, lors surtout qu'elle a été récemment labourée. Celles des eaux stagnantes et marécageuses, produisant un air inflammable ou gaz hydrogène carboné qui, quand il abonde dans l'atmosphère, donne lieu à bien des maladies. Celles des substances minérales, telles que le soufre, les métaux, les bitumes, etc., qui, concentrées jusqu'à un certain point dans l'atmosphère, sont très-pernicieuses. La fumée qui sort des cheminées et qu'on voit couvrir ou entourer les grandes villes. Les particules salines que l'air tient en solution, comme cela arrive sur les bords de la mer, ou dans certains pays plus abondans que d'autres en substances de ce genre. La poussière, qu'on voit souvent s'élever par tourbillons à de grandes hauteurs et demeurer suspendue en l'air. Enfin les miasmes contagieux qui exercent toujours leur influence pernicieuse. Hâtons-nous d'ajouter que les vents, la pluie, les météores dissipent, enlèvent, détruisent ou ramènent à la surface de la terre ces différentes sources d'impureté; mais leur plus d'abondance ou de persistance dans certaines saisons, dans certains pays et dans certaines situations particulières, ne peut manquer d'avoir de l'influence sur la santé.

Ces différences dans la composition de l'air contribuent peut-être moins encore à son plus ou moins de salubrité que les suivantes.

SECTION 2e. — *Propriétés mécaniques de l'Air.*

Elles consistent dans sa transparence, sa fluidité, sa pesanteur, son élasticité et son agitation. Les deux premières propriétés varient peu et sont sans influence sur la santé. Il n'en est pas de même des trois autres. Ainsi la pesanteur de l'air est considérable. Prise au niveau de la mer, elle est égale à une colonne de 10 à 11 mètres d'eau. On estime qu'un homme de taille moyenne éprouve, sur toute la surface de son corps, une pression dont le poids total est de 16,000 kilogrammes ; mais ce poids énorme étant balancé par l'égalité et l'uniformité de la compression, d'une part, et par la force expansive de l'air et des fluides qui se trouvent dans l'intérieur de notre corps, force que le poids de l'air contient à son tour dans de justes bornes, d'autre part, on ne s'en aperçoit point. Cependant il est beaucoup de personnes très-sensibles aux variations du baromètre. Si la diminution de pesanteur était très-considérable, comme cela a lieu sur les hautes montagnes, il est évident que tout individu en serait affecté plus ou moins et éprouverait une lassitude générale ou une grande difficulté de respirer, ou enfin des crachemens de sang, conséquence de la dilatation des vaisseaux sanguins dans les poumons. D'où il faut conclure que plus le terrain que nous habitons est élevé, moins la pression de l'air est grande, et plus il est bas, plus elle est considérable. Les religieux qui habitent l'hospice sur le Mont St-Gothard sont obligés de tems en tems, de descendre dans la vallée pour rétablir leurs forces. Nous avons vu dans les Pyrénées que les habitans des hautes montagnes, où la végétation conserve toute sa vigueur, étaient des hommes forts et robustes. Chez eux, la respiration est large, la circulation rapide : le sang artériel prédomine sur le veineux. Ils ont l'appétit vif, la digestion facile, les jambes fortes, le système musculaire développé; jamais ils n'ont d'obésité. Presque toutes leurs maladies ont le caractère inflammatoire.

L'élasticité est cette propriété de l'air d'occuper moins d'espace quand il est comprimé, et de se dilater dès que la compression cesse. C'est en raison de cette propriété qu'il s'insinue partout où il y a du vide et qu'il est beaucoup plus dense dans la plaine que sur le sommet des montagnes. Il est difficile de distinguer les effets que peut avoir sur la santé l'élasticité plus ou moins grande de l'air, de ceux qui résultent de son plus ou moins de pesanteur. On peut dire cependant que les effets sont toujours relatifs à la constitution des individus.

Nous arrivons maintenant aux différentes qualités de l'air : il est chaud ou froid, sec ou humide, de là ses effets variés sur la santé.

Tous les médecins considèrent la température de 19 à 20° centig. comme la meilleure sous tous les rapports, tant pour le développement physique qu'intellectuel. Plus élevée, la transpiration devient trop abondante, l'appareil gastrique s'irrite, il ne supporte plus une alimentation tonique; il désire les acides, les végétaux. La sécrétion de la bile augmente, la peau devient jaune, les fonctions des poumons sont moins complètes. Plus froide, elle resserre et fortifie les fibres, elle augmente l'appétit, surtout pour les viandes, et donne le goût des liqueurs toniques et excitantes ; elle tend donc à produire le tempérament sanguin et ôte à l'appareil digestif cette susceptibilité remarquable dans les pays chauds. Cette température doit cependant être accomgnée d'un air sec, car un air humide pourrait altérer ou anéantir les bons effets de ces sensations du tube digestif. Les conditions les plus favorables, pour résister au froid, sont la jeunesse, le tempérament sanguin ou bilieux-sanguin, le sexe mâle, le mouvement, l'état de veille, et la puissance de la volonté. Dans ces conditions l'homme peut supporter pendant plusieurs jours 46° centig. au-dessous de zéro ; autrement, à une température moitié moins basse, comme dans la campagne de Russie, en 1812, on verra survenir les accidents de la congélation.

L'humidité chaude est une fort mauvaise température. La sueur se condense, la sécrétion des urines s'accroît, les fonctions respiratoires sont gênées, les personnes faibles éprouvent de l'oppression ; les sécrétions des membranes muqueuses, des bronches, du canal digestif sont augmentées et souvent changent de nature.

L'humidité froide prédispose aux maladies de poitrine, aux diarrhées.

La pureté de l'air est nécessaire à l'exercice de la respiration : Ainsi lorsque certains gaz et certaines vapeurs se dégagent dans un espace peu étendu, l'air en est chassé, et un nouveau milieu se forme dans lequel nous ne pouvons respirer ni vivre.

Parmi les corps qui ont une action spécifique sur l'économie, les uns agissent en irritant mécaniquement les parties avec lesquelles ils sont mis en contact : telles sont la plupart des poussières métalliques, l'acide chlorhydrique, etc. Les autres agissent en étant absorbés : tels sont, les miasmes, les effluves des marais, les vapeurs de plomb, ou mercurielles. Il y en a quelques-uns qui réunissent ces deux moyens d'action, tels sont : le mercure, le plomb, l'hydrogène arseniqué, etc. L'absorption est plus facile, plus active dans le sommeil que dans la veille, la nuit que dans le jour ; chez les individus faibles, tristes ou timides que chez ceux qui sont forts ou courageux ; chez les vieillards que chez les adultes. Les excès de veille ou des plaisirs de l'amour, l'abstinence, l'activent d'une manière remarquable.

Les effluves des marais produisent souvent des fièvres intermittentes qui, dans certaines contrées, en été, revêtent un caractère épidémique et font de nombreuses victimes.

CHAPITRE II.

DE L'HABITATION.

La demeure destinée à mettre l'homme à l'abri d'une partie des actions nuisibles des agents extérieurs devient souvent elle-même, par sa situation, son exposition et la nature des matériaux qui la composent, une cause nouvelle d'affections diverses. Ainsi toute construction neuve est malsaine par son humidité. A-t-on employé des peintures, les accidens sont plus graves et plus prompts : c'est la colique des peintres, et quelquefois la mort. C'est ainsi qu'a péri le docteur Corsin, à la Grande-Villette, faubourg de Paris.

L'exposition au Nord et à l'Ouest ne vaut pas celle du Sud et de l'Est : celle-ci est la plus favorable parce qu'elle est la moins froide, la plus éclairée, la plus sèche. La nature des surfaces parcourues par des vents habituels, a aussi son influence : Ainsi lorsque l'habitation est sous le vent des marécages, la santé est tout aussi compromise que si l'on habitait au milieu des marais. Le voisinage des étangs, des eaux stagnantes ou lentement renouvelées, a les mêmes conséquences, qui sont les fièvres intermittentes, les scrofules, les affections gastriques, rhumatismales et catarrhales. Les maisons entourées d'arbres qui les rendent humides prédisposent aux affections catarrhales et rhumatismales ; c'est ce que présentent souvent d'élégantes habitations au milieu des jardins anglais.

Toutes les bonnes dispositions hygiéniques que nous venons d'établir ne suffiraient pas encore si l'air du logement n'était renouvelé tous les matins, et si la chambre à coucher n'était assez grande pour le nombre de personnes qui y couchent. Il est reconnu qu'il faut au moins 14 mètres cubes d'air par individu.

Si la chambre est chauffée par un poile, on ne doit jamais en fermer la clé avant que la combustion du charbon ne soit complète.

L'usage des brasiers ou des calorifères portatifs doit être proscrit, lorsqu'ils n'ont pas de tuyau d'échappement.

La propreté intérieure, celle des corridors et des escaliers ne doit jamais être négligée.

CHAPITRE III.

DES HABILLEMENS.

Notre climat ne permettant pas de vivre nu, l'homme est obligé de se pourvoir de vêtemens pour se garantir des influences extérieures. Les vêtemens les plus chauds sont ceux qui offrent la double condition de renfermer beaucoup d'air et d'être en état de le conserver à l'état sec : telles sont les peaux d'animaux, peu perspirables, et de plus, chargées d'un poil touffu : tels sont les habits composés de ouates de diverses natures. Les tissus de laine, de poil ou de feutre, les peaux non tannées sont capables au plus haut degré, d'absorber l'humidité de l'air et de la transpiration ; ils s'emparent des odeurs et les conservent ; aussi est-il bien nécessaire de lessiver ces vêtemens quand on s'en est servi. Le lin et le chanvre deviennent très-bons conducteurs du calorique, lorsqu'ils sont humides, et à cet état, ils sont les plus froids de tous les tissus. Les étoffes de soie, au contraire, se chargent très-difficilement d'humidité. Aussi, placée sur la peau, la soie est-elle très-malsaine. Elle maintient le corps dans une espèce de bain de vapeur, et par-là ne tarde pas à rendre la transpiration difficile. Tout ce qui constitue la chaussure doit avoir pour but de mettre le plus possible les pieds à l'abri de l'humidité : c'est ainsi que le sabot réunit les meilleures conditions. La laine que l'on place sur la peau est une excellente habitude, elle sert à absorber la transpiration, à frictionner légèrement la peau et à maintenir ainsi à l'état sec l'air intercepté entre le corps et les vêtemens.

L'habillement ne doit comprimer aucune partie du corps ; il doit laisser tous les mouvemens libres. La compression de la tête ou de la poitrine peut tuer les enfans : ils doivent être couverts chaudement, mais sans gêne. John Hunter disait : « Beaucoup de lait, beaucoup de sommeil et beaucoup de flanelle, voilà tout ce qu'il faut à un enfant qui vient de naître, pour prospérer et devenir robuste. »

L'emploi du corset ne devrait jamais avoir lieu qu'après le développement des forces. Cette compression porte sur deux cavités très-importantes : la poitrine et l'abdomen ; les mamelles sont comprimées ; souvent on leur imprime une direction plus ou moins contraire à celle que la nature aurait respectée ; de là leur allongement, leur flaccidité précoce. Les fonctions de la respiration sont gênées, d'où difficulté de respirer, toux, disposition à l'hémophtysie, aux anévrismes, à la phtysie. La compression du ventre peut amener des dérangemens dans la menstruation, des infiltrations des membres inférieurs, des varices, des syncopes. L'appétit diminue, les digestions sont laborieuses et les irritations chroniques habituelles.

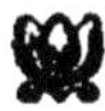

CHAPITRE IV.

DES COSMÉTIQUES.

Nous n'énumérerons pas les divers cosmétiques; nous dirons qu'ils sont tous plus ou moins nuisibles à la santé, ou même dangereux. L'eau pure ou vinaigrée, voilà le cosmétique le plus simple et le plus sain.

CHAPITRE V.

DES BAINS.

On appelle chauds, les bains dont la température est au-dessus de 34° centigrades. A ce degré, l'eau accélère le pouls; tièdes, de 25 à 30° centigrades; ceux-là diminuent le pouls; frais, à 18° centigrades: on éprouve alors des frissonnemens; et froids, toutes les fois que la température est plus basse; ils produisent d'abord des frissons; mais il y a bientôt réaction; reviennent ensuite les frissons, accompagnés d'engourdissement, de crampes, de douleurs de tête. En sortant de ce bain, tous les phénomènes changent; on ressent une chaleur générale, de la force et de la souplesse; l'effet est donc fortifiant, tonique. Mais il ne faut pas employer ce moyen sur des individus faibles, des jeunes enfans ou des vieillards.

Le bain de mer doit être considéré comme frais, il tonifie et fortifie. Il doit être pris à la marée descendante; on évite ainsi les démangeaisons et les rougeurs à la peau, qu'occasionerait la marée montante.

Les bains sont d'une grande utilité pour les personnes qui ont un travail pénible et qui suent beaucoup. Il est aussi des professions qui salissent beaucoup le corps et qui en réclament impérieusement l'emploi. Dans tous les cas, un bain par semaine, pris le samedi soir ou le dimanche matin peut suffire. L'importance de ce moyen a été si bien sentie que, dans plusieurs localités, l'administration a établi des bains gratuits ou à prix très-réduits, dans l'intérêt des classes laborieuses. Ce bain n'exclut pas la propreté habituelle, qui consiste dans les lavages, ablutions, etc., de tous les jours, usages indispensables à l'entretien de la santé.

CHAPITRE VI.

DES ALIMENS.

L'accroissement, le développement, le renouvellement de nos organes sont le résultat des substances alimentaires qui, introduites dans l'estomac, viennent, par la digestion, ajouter à leur composition ou réparer leurs pertes. Ces substances appartiennent toutes au règne organique, ne considérant comme alimens que les substances qui entrent dans l'appareil digestif.

Les alimens dont la connaissance constitue une des parties les plus importantes de l'hygiène doivent être considérés : 1°. sous le rapport de leurs principes constituans ; 2°. sous celui de leur influence sur l'économie animale, influence qui subira des modifications selon l'usage modéré, l'abus, ou les privations, les habitudes et les professions, l'âge, le sexe, la constitution, etc.

La division la plus naturelle des matières alimentaires, est, sans contredit, celle qui est tirée de leur nature végétale ou animale. Il est reconnu que le régime végétal fatigue par sa continuité les organes digestifs, ralentit la circulation, produit peu de chaleur animale, diminue l'activité de la nutrition, amollit le courage, détruit les passions, affaiblit l'activité de l'esprit, énerve les organes producteurs, finit par donner au corps une constitution lâche et molle, et prédispose aux maladies chroniques, au scorbut, aux scrofules ; tandis que le régime animal fortifie tous les organes , vivifie toutes les fonctions , excite la digestion, accélère la circulation, produit une abondante chaleur , active la nutrition, les sécrétions, etc., anime les facultés de l'intelligence et celles de la génération ; enfin développe le tempérament sanguin et prédispose à toutes les phlegmasies et aux maladies aiguës de toute espèce.

Nous ne pouvons dans ce Manuel examiner avec détail les principes qui constituent les êtres divers du règne organique. Nous nous bornerons donc, pour atteindre notre but, à faire connaître : 1°. l'alimentation rafraîchissante ; 2°. l'alimentation relâchante et peu réparatrice ; 3°. l'alimentation gélatineuse ; 4°. l'alimentation moyenne ; 5°. l'alimentation tonique et très-réparatrice.

1°. *De l'Alimentation rafraîchissante.*

Cette espèce d'alimentation est produite par les végétaux et surtout les fruits dans lesquels domine un principe acidule. Elle ralentit les mouvemens du cœur , des artères et des vaisseaux capillaires , diminue la chaleur animale , produit un sentiment de calme et de fraîcheur.

La respiration s'exécute avec plus de lenteur ; cela tient à ce que l'on absorbe alors, comme on l'a expérimenté, une moindre quantité d'oxigène. Ces alimens contenant peu de matériaux réparateurs, rendent la sanguification languissante et la nutrition peu active. Ils diminuent l'énergie intellectuelle et la vivacité des passions. Cette nourriture ne pourrait donc suffire pour entretenir la vie, mais elle devient utile dans quelques convalescences, surtout des maladies inflammatoires.

2°. *De l'Alimentation relâchante et peu réparatrice.*

Les substances qui remplissent cette indication sont celles où prédomine le principe mucilagineux, et ensuite les huiles, le beurre, le lait et les corps gras en général. La digestion de ces substances est ordinairement assez difficile : elles agissent à la manière des médicamens laxatifs. Leur usage débilite l'appareil circulatoire et produit peu de chaleur animale. Cette alimentation donne de l'embonpoint en développant beaucoup de graisse, et cependant il est douteux que la nutrition soit très-active. Les individus qui y sont soumis deviennent moins impressionnables, et d'un caractère doux, mais l'intelligence perd de son activité ; aussi les voit-on mous et paresseux, lourds et sans vigueur. Enfin l'usage habituel de ce régime conduirait à la constitution qu'on nomme lymphatique et dont les conséquences sont : les scrofules, les engorgemens glanduleux, les hydropisies, etc.

3°. *De l'Alimentation gélatineuse.*

Ses effets sont analogues à ceux que nous venons de décrire ; cependant cette alimentation est plus nourrissante. Ces matières étant tirées du règne animal et se trouvant abondamment dans les chairs des jeunes animaux, tels que le veau, l'agneau, le poulet, etc., fournissent un ample produit de matériaux alibiles ; elles sont d'une digestion plus facile que les précédentes, rendent le sang plus riche, sans accélérer la circulation, réparent promptement nos pertes et conviennent généralement dans les convalescences des maladies aiguës.

4°. *De l'Alimentation moyenne.*

Les principes qui nous paraissent surtout constituer cette alimentation, se trouvent dans la fécule, si libéralement répandue dans la nature, et dans l'albumine lorsqu'elle est peu concrète. La fécule existe dans les grains de toutes les plantes légumineuses et des graminées, en différentes proportions. Dans les pommes de terre, le salep, le sagou, l'orge, le gruau, le riz bien mondé, les haricots, les pois, les gesses, les lentilles, les fèves contiennent aussi de la fécule unie à une certaine quantité de matière sucrée. Il en est de même de la châtaigne. L'albumine se trouve dans les œufs : le blanc est de l'albumine pure ; le jaune contient une huile grasse animale, unie à une matière colorante jaune. L'œuf frais est un bon aliment, nourrit beaucoup et fournit très-peu de matières excrémentitielles, ce qui l'a fait considérer comme échauffant. Cela n'est pas plus fondé que pour le riz. Les moules, les huîtres et le poisson appartiennent encore à cette alimentation, comme aussi le poulet et le veau.

Cette alimentation paraît être celle que s'est proposée la nature, en mêlant, dans les substances alimentaires qu'elle nous offre, les principes qui jouissent des propriétés les plus disparates : le principe acidule se trouve ici mêlé au principe muqueux et au principe sucré ; là c'est le mucilage et le principe amer ou âcre ; dans les animaux c'est l'osmazôme et la gélatine, etc., etc. Ces principes qui se corrigent ainsi mutuellement ne semblent-ils pas nous indiquer à combiner ensemble le régime végétal et le régime animal ; celui qui nourrit peu, avec celui qui nourrit beaucoup, et à faire prédominer l'un sur l'autre selon la force ou la faiblesse des constitutions ou des dispositions individuelles ?

5°. *De l'Alimentation tonique et très-réparatrice.*

Ici nous ne devons nous adresser qu'au règne animal : Ainsi le bœuf, le mouton, le canard, l'oie, le lièvre, etc., fournissent les principes propres à ce genre d'alimentation. C'est à l'osmazôme, matière éminemment nutritive qui se rencontre dans ces animaux, lorsqu'ils sont adultes, que l'ont doit attribuer ces résultats. L'homme qui se nourrit ainsi est susceptible des passions les plus vives. L'ambition, l'audace, la colère, le courage prennent plus d'empire. Les organes de la locomotion acquièrent une vigueur remarquable ; il devient agile et fort. Mais ce régime a aussi ses inconvéniens : il favorise et même produit la constitution sanguine et pléthorique ; de là, les phlegmasies, les hémorragies, et toutes les maladies aiguës avec excès de ton, d'autant plus dangereuses que l'individu sera plus jeune et plus fort.

L'usage n'a point encore admis l'emploi du cheval, du mulet, du baudet pour l'alimentation publique ; on pourrait cependant en tirer un grand parti. Nous avons pu nous en convaincre à l'armée, où nous avons été obligé d'en manger quelquefois.

Le Tartare boit le lait de jument ; au besoin il boit le sang de cet animal, et il mange les chevaux de peu de valeur.

En Italie on prépare d'excellens saucissons avec la chair du mulet. Les saucissons de Lyon, d'Arles, de Toulouse n'ont d'autre base que le cheval ou le baudet.

On assure qu'à Paris le dixième des beefteaks que l'on mange ne sont sortis que du cheval.

Le célèbre Larrey à sauvé 6,000 prisonniers en leur faisant du bouillon de cheval dans des cuirasses. Il a dit que cette viande était un très-bon aliment ; et ce qui le confirme c'est que, à Copenhague, à Naples, à Munich, à Giésing, etc., il y a des boucheries qui ne fournissent que la viande de cheval.

Pour terminer notre article sur les alimens, il nous reste à parler du pain. C'est en Europe que l'on en use généralement, mais nulle part plus qu'en France. Cependant dans l'Auvergne, le Limousin, le Périgord, la Bretagne, le Béarn, on y substitue le sarrasin, la châtaigne, la pomme de terre, le mil, le maïs ; ce qui est loin de remplacer le pain.

Si le blé a obtenu la préférence, c'est parce qu'aucune autre céréale ne contient le gluten dans un degré plus convenable. Toutes les fois que le blé sera mêlé au seigle, à l'orge, à l'avoine ou à toute autre substance végétale contenant du gluten dans de certaines proportions, le pain sera d'une qualité inférieure : il sera lourd, compacte, bis, noir, d'une saveur peu agréable, d'une digestion difficile ; enfin il participera plus ou moins du mélange, selon les proportions. — Le blé étant le premier des alimens de l'homme, qui a le précieux avantage de pouvoir remplacer à lui seul tous les autres, nous allons en signaler les parties constituantes d'après un mémoire de M. Reizet :

1°. Substances organiques azotées : le gluten, matière d'un blanc grisâtre, élastique, tenace, remarquablement extensible, qui joue un rôle important dans la panification, et qui est composé lui-même de glutine, d'albumine, de fibrine et de caséine végétales ;

2°. Substances organiques non azotées : amidon, dextrine, glucose ou principe sucré ;

3°. De matières grasses et une huile essentielle ;

4°. Substances minérales : phosphate de chaux et de magnésie, sels de potasse et de soude, silice.

On compte en général, indépendamment de variétés assez nombreuses, sept espèces de blé : le froment vulgaire ou sans barbe, blé blanc et tendre, blé anglais. — *Triticum hibernum.* — Le blé poulard, à grains arrondis. — *Trit. turgidum.* — Le blé barbu. — *Trit. aristatum.* — Le blé d'Afrique, à grains cornés translucides. — *Trit. durum.* — Le blé dur de Pologne, à grains allongés, demi-transparens. — *Trit. polonicum*

— Le froment épeautre. — *Trit. spelta.* — Le froment le plus riche en matière amilacée. — *Trit. amileum.*

Ces sept espèces peuvent se réduire, au point de vue industriel, à trois principales : 1°. les blés durs ou cornés, les plus lourds, les moins hygrométriques, les plus azotés, à farine d'une moins grande blancheur. — 2°. Les blés tendres ou blancs, qui donnent une farine blanche, abondante. — 3°. Les blés durs, intermédiaires aux deux autres.

On estime généralement davantage le grain qui, à volume égal, pèse le plus. Cette opinion est-elle fondée ? Telle est la question que s'est posée M. Reizet. Voici les principaux résultats de ses recherches. La densité réelle des grains est généralement loin d'être en harmonie avec leur poids apparent. — La forme du grain influe considérablement sur le poids apparent ; plus cette forme est homogène, plus s'élèvera le poids du grain, par la raison qu'il pourra de la sorte entrer plus de ces grains dans la même capacité. Les gros grains bien développés contiennent plus d'eau et moins de gluten que les grains maigres.

Il n'existe pas de relation entre le poids apparent des grains et leur richesse en matière azotée. Ainsi la proportion du gluten peut varier entre 10,68 % comme cela a lieu dans le blé poulard, dont le poids du litre est de (739 g. 6) et 17,93 (comme cela est dans le blé hérisson.) La quantité de gluten augmente toutefois avec la densité du blé.

Les blés durs glacés présentent à la fois plus de densité et une plus grande proportion de gluten que les blés tendres.

La plus grande richesse en gluten et en densité coïncide généralement avec la plus grande proportion de matières inorganiques ou cendres, qui oscille 1,61 p. °/₀ (blé de Pont-Leroy) et 2,19, (blé hérisson.)

Basé sur la proportion du gluten, le prix des 100 kilog de blé hérisson (dont le gluten s'élève à 15,51 p. °/₀) supposé 25 fr., devrait être réduit à 15 fr. 37 c. pour le blé anglais, qui ne renferme que 9,54 de gluten.

En choisissant avec discernement pour la confection de son pain les blés les plus riches en gluten, l'ouvrier peut, sans rien dépenser de plus, augmenter sa ration quotidienne d'une quantité de matière nutritive équivalente à 250 gram. de viande de bœuf. Cette considération a certainement son importance.

Mais les blés riches en matières azotées appauvrissent le sol, et sont généralement dépréciés dans le commerce, parce que leur farine est moins blanche que celle des blés tendres, et il n'est pas dans l'intérêt du producteur de cultiver ces variétés-là.

Ainsi, comme on le voit, le grain de blé réunit dans sa petite enveloppe diverses substances assez différentes, alliées de la manière la plus heureuse pour une nutrition complète et tout à la fois pour la satisfaction du goût; les unes étant azotées, c'est-à-dire analogues aux substances d'origine animale, très-propres, à ce titre, à réparer nos tissus et à leur imprimer l'énergie contractile dont ils ont besoin; les autres purement végétales, étant d'une nature amylacée, sucrée, etc., dont le principal rôle paraît être de fournir à la respiration les élémens qui entretiennent par leur combustion la chaleur animale.

La vente du blé au poids, établie sur une base uniforme, rendrait, selon l'auteur, un véritable service à l'agriculture, en faisant cesser la confusion qui existe aujourd'hui sur les marchés, par l'emploi d'un système mixte.

Ces connaissances sur l'aliment principal nous ayant paru de nature à pouvoir intéresser toutes les classes de la société, nous avons cru devoir leur donner une place dans cet ouvrage.

Nous terminerons ce chapitre par les conseils qui suivent :

Tout aliment en état de décomposition doit être exclu. Les heures fixes pour les repas sont utiles, l'estomac demeure ainsi dans ses habitudes. Une mastication complète est une des premières conditions d'une bonne digestion. Si l'on se trouve dans un état d'agitation, il faut éviter de manger. La quantité d'aliment est sans doute relative à chaque personne; mais d'après Cheyne l'homme bien portant a besoin par jour de 250 grammes de viande, — 275 grammes de pain, avec addition de quelques autres nourritures végétales, et de 500 grammes de liqueur fermentée. Si l'on a fait un excès à table, il est prudent d'observer l'abstinence pendant un ou deux jours. Dans l'état de santé, on doit s'écarter le moins possible de ses habitudes, et éviter d'occuper sérieusement le cerveau immédiatement après le repas.

CHAPITRE VII.

DES BOISSONS.

Ce sont les liquides qu'on introduit dans l'estomac pour réparer la perte des fluides et pour favoriser la digestion des alimens. La première, la plus précieuse et la plus abondante de toutes les boissons, c'est l'eau. Pour être bonne, elle doit contenir de l'air; l'eau distillée ou qui a bouilli est désagréable. Celle qui dissout mal le savon, et durcit les légumes au lieu de les faire cuire, ne vaut rien. On ne doit boire ni celle des étangs, ni celle des marais. L'eau de source ou de puits contient ordinairement beaucoup de sels; celle de pluie n'est pas mauvaise, si elle est limpide. Celle de neige, de grêle et de glace devient bonne, en lui rendant l'air par l'agitation. L'eau de rivière, surtout celle qui coule rapidement sur un lit de sable, de roc ou de gravier est la plus pure et la plus légère.

L'eau sert de base à certaines boissons rafraîchissantes; telles que : l'oxicrat, la limonade, l'orangeade, la groseillade, l'orgeat, etc. etc., qui, sous un petit volume, ont l'avantage d'étancher la soif.

Elle sert encore de base à quelques préparations par infusion, contenant un principe aromatique excitant et une partie extractive colorante : telles sont le café et le thé, presque universellement employées, quoiqu'elles ne soient pas sans inconvénient pour beaucoup de personnes.

Après ces boissons aqueuses viennent celles dont le principe actif est l'alcool ; c'est-à-dire, le vin, l'eau-de-vie, la bière, le cidre, le poiré.

1°. Pour apprécier au juste l'effet des vins, il est nécessaire de faire attention, non-seulement au principe alcoolique mêlé à la liqueur qui a subi la fermentation ; mais encore à quelques autres qualités qu'ils possèdent. Nous adoptons pour cela la division de Sinclair : les vins acides sont en général moins alcooliques que les autres ; mêlés à l'eau, ils étanchent la soif, sont peu capiteux, et dissolvent assez bien les alimens. Leur usage prolongé n'est pas sans inconvéniens : ils produisent des embarras gastriques et intestinaux, des irritations aiguës et chroniques du canal digestif, et favorisent surtout l'exhalation gazeuse de sa membrane muqueuse.

Les vins doux et sucrés sont d'une digestion assez laborieuse. Ils contiennent beaucoup d'alcool, sont très-nutritifs, et réparateurs. Ils apaisent peu la soif, n'agissent que comme stimulans, et non comme dissolvant les alimens. Il convient de n'en prendre qu'une petite quantité. Les vins légers doivent être préférés pour l'usage : ils sont d'une digestion facile, contiennent assez d'alcool, stimulent l'action des viscères gastriques, mais ils nourrissent peu. Enfin les vins âpres et astringens, qui doivent cette qualité à ce que le raisin n'a pas reçu son dernier degré de maturité, peuvent être utiles dans une foule de circonstances où il peut être dangereux d'agir sur le cerveau. Ces vins sont peu alcooliques, portent leur action sur les organes gastriques, qu'ils peuvent même altérer lorsqu'ils ont trop de verdeur.

Ces divisions sont satisfaisantes, sans doute, mais il est difficile d'y rattacher toutes les espèces de vins connus. Le meilleur moyen d'apprécier leur énergie, ce sera toujours de connaître la quantité d'alcool qu'ils contiennent. Ainsi on peut dire d'une manière générale que les vins sont d'autant plus riches en alcool, en matière sucrée et en arôme, qu'ils ont pris naissance dans un pays plus voisin des tropiques. Les vins des régions tempérées perdent de ces qualités, et dans les pays du Nord, où la vigne peut encore croître, les vins ne possèdent presque aucune de ces qualités.

La Grèce, l'Espagne et l'Italie fournissent des vins très-généreux, et en général chargés de principes sucrés et d'arôme. Cependant le midi de la France nous donne des produits qui peuvent leur disputer les mêmes qualités. Mais tous ces vins sont trop capiteux pour l'usage ordinaire, et ceux de Bourgogne, de Champagne, de Lorraine, de Bordeaux, moins abondans en alcool, en arôme et en matière sucrée, doivent leur être préférés.

Les vins blancs ne présentent rien de particulier dans leur composition, sinon qu'ils sont privés de la matière colorante. Les vins mousseux doivent cette propriété à l'acide carbonique qu'ils tiennent en dissolution parce qu'on n'a pas permis à la fermentation d'arriver à son point. A ces titres seulement ils diffèrent des vins rouges. Cependant ils sont plus légers, moins nourrissans et plus apéritifs.

Le vin et les autres liqueurs fermentées ne sont que le résultat de la civilisation; ces boissons servirent d'abord à exciter les forces languissantes de l'estomac et non à apaiser la soif. Plus tard l'homme imagina de se gorger de ces boissons excitantes, qui lui ravirent le plus beau de ses attributs, la raison. C'est ainsi, comme le dit Rousseau, que tout dégénère dans les mains de l'homme.

2°. *Eau-de-Vie.*

Tous les vins donnent à la distillation une plus ou moins grande quantité d'alcool. On donne le nom d'eau-de-vie à la première distillation. Celle que fournissent plusieurs graminées, reçoit en Europe le nom de rack. Celle qu'on retire des cerises est connue sous le nom de kirsch-wasser. La distillation de la mélasse, du sucre de canne, fournit le rhum, le tafia. Celle du riz fermenté, donne l'arack des Arabes. On obtient aussi l'eau-de-vie de la pomme de terre, du suc du palmier.

Les personnes qui font abus de liqueurs alcooliques perdent l'appétit, digèrent mal, finissent par troubler les fonctions digestives, et se prédisposent surtout à la folie paralytique : Bicêtre en fournit de nombreux exemples. L'eau-de-vie mélangée d'eau dans les proportions d'un 20e est une boisson fort désaltérante.

3°. *Bière.*

Bien fabriquée et naturelle, la bière est une boisson salutaire : elle excite peu, elle est nutritive et un peu tonique ; on a remarqué que les personnes qui en font un usage habituel acquièrent de l'embonpoint. Les bières de Paris sont en général légères, mais celles des départemens du Nord, de Belgique, de Hollande sont fortes et nourrissantes ; enfin celles d'Angleterre et d'Ecosse sont plus alcooliques, plus fortes et plus nourrissantes.

4°. *Cidre.*

On en reconnaît plusieurs espèces : 1°. les gros cidres sucrés et mousseux qui contiennent encore beaucoup de mucoso-sucré. Ils sont lourds, difficiles à digérer, et quelquefois purgatifs. En vieillissant ils deviennent meilleurs.

2°. Les cidres composés et cuits, dont les ingrédiens sont très-approchés et qui, par leur goût et leurs effets, se rapprochent des vins cuits du midi.

3°. Les cidres parés. On appelle ainsi ceux qui ne fermentent plus, qui sont d'une couleur ambrée, qui contiennent une certaine quantité d'alcool et d'acide carbonique. Ils sont fortifians, généreux et nourrissans.

4°. Les cidres moyens. Ce sont ceux de première qualité qu'on a brassés avec une certaine quantité d'eau, ou des cidres de diverses qualités mêlés ensemble, ou bien enfin, de gros cidres étendus d'eau quelques jours avant d'en faire usage. Cette boisson est très-salutaire.

5°. Les cidres faits avec des pommes de mauvaise qualité, ou du marc plusieurs fois pressé. Ce produit est aussi peu agréable que peu bienfaisant.

5°. *Poiré.*

Cette boisson ne diffère du cidre que parce qu'elle est faite avec la poire; elle est cependant plus forte et plus alcoolique. Elle ressemble au vin blanc par sa saveur. Son usage est moins sain que celui du cidre.

CHAPITRE VIII.

EXCRÉTIONS.

Sous ce titre nous établirons toutes les pertes qui sont le résultat de nos mouvemens organiques. Pour nous, toute excrétion est nécessairement liée à la sécrétion ; elle la suit plus ou moins immédiatement et n'en doit être considérée que comme le complément.

Les trois excrétions les plus essentielles et les plus abondantes sont celles qui se font par les selles, par les urines, et par la transpiration.

Les selles (*excrémens*) sont le résidu du travail de la digestion. Elles reçoivent une coloration de la bile et des matières alimentaires. Cette excrétion n'est cependant pas suspendue par l'abstinence, elle n'est que diminuée. L'urine correspond aussi à la digestion ; on en distingue deux espèces : celle de la boisson, claire et aqueuse ; celle de la nutrition, beaucoup plus animalisée. Plusieurs substances donnent à ce liquide un caractère particulier ; il est reconnu que les émanations de térébenthine lui communiquent une odeur de violette, comme aussi l'emploi à l'intérieur de l'huile d'Harlem ; et l'usage des asperges, une odeur désagréable.

La transpiration insensible diffère de la sueur, en ce qu'elle est continuelle et beaucoup moins abondante.

Les excrétions sont rares dans la vieillesse et fort abondantes chez les enfans. Elles ont moins d'activité chez les femmes que chez les hommes. La transpiration cutanée et la sécrétion de l'urine s'équilibrent également; et si l'on augmente ou diminue l'action de l'une, on voit alors celle de l'autre se modifier d'une manière inverse.

L'exhalation pulmonaire est moins abondante la nuit que le jour; elle le devient davantage le matin; c'est à ce moment que les personnes chez lesquelles elle a été habituellement augmentée par des rhumes fréquens, éprouvent le besoin de cracher. Réciproquement la perspiration cutanée est plus abondante la nuit.

L'exercice musculaire, une forte préoccupation d'esprit, certaines impressions morales augmentent la perspiration cutanée. La terreur couvre, au moment même, le corps d'une sueur froide. La même impression peut causer la diarrhée. Plusieurs odeurs remplissent la bouche de salive; le chagrin arrête la digestion.

Il est dangereux de retenir pendant long-tems ceux de nos produits dont l'excrétion est soumise jusqu'à un certain point à notre volonté. Le long séjour de l'urine dans la vessie peut déterminer des accidens graves. Les excrémens retenus dans l'intestin deviennent de plus en plus consistant, et la constipation s'accroît ainsi d'elle-même; aussi est-il de bonne précaution de se présenter tous les jours à la même heure, besoin ou non, et par ce moyen, le corps contracte l'habitude d'une évacuation régulière. La constipation habituelle doit être combattue par une alimentation facile et rafraîchissante, par des boissons mucilagineuses et par des lavemens.

Le tabac introduit dans le nez active l'action de cet organe. Il peut convenir dans certains cas pour combattre des maux de tête opiniâtres, mais son usage continu épuise l'odorat. Le tabac fumé ou mâché produit une grande perte de salive, peut rendre la digestion pénible et souvent altère l'émail des dents. Il est extrêmement nuisible aux personnes dont la poitrine est faible et délicate.

Nous croyons devoir passer sous silence les excrétions des organes de la génération : l'âge donne cette connaissance. Nous dirons seulement que toutes les personnes qui se livrent trop jeunes aux plaisirs vénériens, ruinent leur constitution, et ne donnent le jour qu'à des enfans grêles et débiles.

Si la puberté s'opère facilement chez l'homme, il n'en est pas toujours ainsi pour la femme. Sa santé est souvent menacée à cette époque, et réclame des soins bien entendus. Arrivée à 45 ou 50 ans, elle est soumise à une nouvelle épreuve. La cessation d'une si ancienne habitude est rarement à l'abri d'accidens qui ont besoin d'être surveillés. Les bains, l'exercice, la distraction conviennent beaucoup; quelques émissions sanguines sont souvent avantageuses dans ce cas.

CHAPITRE IX.

LA VUE.

L'œil a pour fonction immédiate de donner la sensation des couleurs ; il est un des sens les plus directement utiles à l'esprit ; il fait connaître la figure, la grandeur, la distance, le nombre des corps, etc. L'agent qui l'influence spécialement est la lumière. Trop vive, elle le fatigue, l'enflamme, et peut même, à la longue, déterminer une amaurose, une cataracte. Certaines professions produisent ces maladies. L'éclat du soleil, la réflexion de la lumière sur la neige, ou sur un sable blanc, peuvent produire les mêmes effets. Pour éviter de tels résultats, il suffit d'employer des lunettes vertes ou bleues.

Les personnes qui travaillent la nuit ont souvent la vue fatiguée par le genre d'éclairage qu'elles emploient. Le suif et l'huile de mauvaise nature vicient l'air, provoquent la toux. La cire fournit une lumière douce, mais vacillante comme celle du suif. L'huile bien épurée n'a pas ces inconvéniens. Le gaz hydrogène donne une grande clarté, mais par la blancheur qu'il imprime aux objets, et par son oscillation continuelle il peut encore fatiguer la vue. Toutes les fois qu'on aura un grand foyer de lumière, il faudra le couvrir d'un verre dépoli, d'une gaze, ou d'un abat-jour. Les gaz méphitiques, les vapeurs de plomb, de mercure déterminent très-souvent des maladies des yeux.

Les divers troubles de la vue que l'on désigne sous les noms d'amblyopie, myopie, presbytie, diplopie, héméralopie, nyctalopie, strabisme nécessitent l'emploi de verres appropriés.

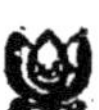

CHAPITRE X.

L'OUIE.

Les oscillations de tout corps sonore passant dans l'air, transmettent, par ce fluide, les sons à l'oreille. Un corps solide ou liquide peut aussi les propager. Le nerf acoustique est l'organe de perception des sons et de transmission au cerveau, qui les juge. Comme tous les autres sens, l'ouïe se développe par un exercice modéré, et s'use par la fatigue. Les grands bruits amènent la perte de ce sens; les artilleurs, les marins des vaisseaux de guerre sont dans ce cas. Il est certains bruits qui affectent l'ouïe d'une manière désagréable; tels sont, le frottement du verre par un corps dur, celui de la lime sur les métaux, les tons faux pour les musiciens, etc. Toutes les impressions cérébrales peuvent altérer l'ouïe. La surdité est un des symptômes fréquens des irritations du cerveau. On rapporte une foule d'observation curieuses sur les effets de la musique. Nous dirons seulement que l'emploi judicieux de ce moyen modificateur peut trouver son application, tant pour conserver la santé que pour la rétablir.

La diminution de la sensibilité de l'ouïe est un grand chagrin pour les personnes qui en sont atteintes. Cette surdité imparfaite les menace d'augmenter ; et malheureusement les ressources de la science sont souvent sans succès. Aussi les moyens mécaniques sont-ils venus à leur secours en fournissant les cornets acoustiques, longs d'environ 20 centim. et de petites conques qu'on adapte au conduit et à la conque de l'oreille.

CHAPITRE XI.

L'ODORAT.

C'est par l'acte de l'inspiration que les odeurs sont portées dans la cavité nasale, partout où des molécules odorantes sont répandues dans l'air. Ainsi, quand une odeur nous plaît nous rapprochons les mouvemens d'inspiration ; tandis que, pour échapper à une mauvaise odeur, non-seulement nous suspendons la respiration, mais encore nous nous serrons le nez.

C'est sur la membrane olfactive et à sa partie supérieure que va s'imprimer la sensation odorante. Ce qui le prouve, c'est que toutes les fois qu'on veut bien s'assurer d'une odeur, on fait de fortes inspirations afin de faire arriver l'air odorant jusqu'à la partie supérieure des fosses nasales. Et ce qui peut l'expliquer, c'est que le nerf olfactif (nerf spécial de l'odorat) se distribue plus particulièrement à cette partie supérieure.

Ce sens, par sa position et ses fonctions, sert donc à explorer la qualité de l'air que l'on respire, et aussi de tout ce qui entre dans la bouche. L'odorat n'acquiert pas la même finesse chez tous les individus : il est des personnes qui en sont entièrement privées, tandis que d'autres perçoivent des odeurs insensibles pour tous ceux qui les entourent. On assure que les nègres marrons distinguent la trace d'un blanc de celle d'un noir. Il est très-fréquent aussi de voir des malades ne percevoir aucune émanation, ou être tourmentés par de mauvaises odeurs qu'eux seuls ressentent.

Il est toujours dangereux de garder des fleurs pendant la nuit, dans la chambre où l'on couche. Celles qui sont fort aromatiques peuvent causer diverses attaques nerveuses et même l'asphyxie.

Quelques odeurs fortes et pénétrantes, telles que l'alcali-volatil (ammoniaque liquide) l'éther, le tabac brûlé, etc., sont utiles dans les cas de syncopes, d'asphyxie, etc., etc.

CHAPITRE XII.

LE GOUT.

Ce sens à son siége à la langue. Le goût est uni de fin et de but avec l'odorat, comme juges communs des qualités utiles des alimens et des boissons. Ces sens explorateurs servent essentiellement à la digestion. Il est rare que le goût admette ce que l'estomac repousse, et que ce qui le flatte ne soit profitable à ce dernier. L'expérience prouve que l'on digère mal ce que l'on prend avec dégoût. On remarque souvent les mêmes variétés pour le goût que pour l'odorat. Des substances fort insipides pour quelques individus sont plus ou moins savoureuses pour d'autres; et souvent un long usage fait reconnaître dans un aliment ou une boisson une sapidité qu'on n'y avait point connue d'abord

Comme tous les sens, le goût acquiert du développement par l'exercice et se détériore par l'abus. L'usage des alimens fortement assaisonnés ou aromatisés, le blase et le détruit. Pour lui rendre sa sensibilité il faut se nourrir de lait, de légumes frais et ne boire que de l'eau pendant quelque temps.

CHAPITRE XIII.

LE TACT ou TOUCHER.

La main, cet instrument des instrumens, comme Galien l'appelle, est le sens de toucher. Les doigts allongés, grêles et mobiles qui terminent la main, soutenus et protégés par des ongles plats, situés seulement à la face dorsale de leur extrémité, présentent à l'autre une pulpe éminemment nerveuse et dans laquelle la sensibilité se montre dans toute son énergie. C'est par son aide que nous jugeons de la température des corps, de leur forme, de leur pesanteur, de leur consistance, et de leur mobilité ou immobilité, ainsi que de leur nombre.

Le toucher est plus exquis chez la femme que chez l'homme, dans la jeunesse que dans l'âge avancé, dans les pays chauds que dans les pays froids.

Ce sens exerce une grande influence sur l'imagination; il est certainement puissant excitateur dans certaines circonstances. L'exercice le modifie beaucoup. Il devient d'une perfection étonnante chez les aveugles. On sait qu'un grand nombre d'entre eux distinguent très-bien les cartes ordinaires par le relief des couleurs.

CHAPITRE XIV.

DE L'INTELLIGENCE.

Ce mot exprime pour nous l'ensemble de toutes les facultés intellectuelles, dont le siége est au cerveau. Les sens dont nous venons de parler rapportent au contraire leurs sensations à cet organe. Chez aucun être l'intelligence n'a autant de perfection que chez l'homme. Plus le cerveau est développé, plus l'intelligence est grande. Le système de Gall explique très-bien tant d'organisations si parfaites sous plus d'un rapport, et si imparfaites sous d'autres.

Il est très-rare de rencontrer un développement considérable d'un grand nombre de facultés. C'est cet heureux hasard qui fait apparaître de loin en loin ces hommes qui étonnent leur siècle et la postérité, tels que : Bossuet, Napoléon-le-Grand, Cuvier, Pinel, etc.

Mais si nous parlons de l'intelligence, c'est principalement pour que, dans toute éducation, on veuille tenir compte des aptitudes. Il faut donc examiner avec attention, et le plus tôt possible, les tendances des jeunes gens, afin de favoriser par une instruction propre le développement de l'aptitude manifestée par leur intelligénce. C'est ainsi que font les Anglais, ce qui leur donne des hommes spéciaux distingués. Agir autrement c'est faire fausse route et nuire à l'avenir de l'individu et à la société, qui d'ailleurs est toujours prête à prendre à sa charge l'enfant, quel qu'il soit, qui fait preuve d'une intelligence supérieure.

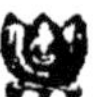

CHAPITRE XV.

DES PASSIONS.

L'influence des passions sur l'économie animale est immense. Nous en plaçons aussi le siége au cerveau, en ajoutant que l'homme est à la fois le résultat de son organisation primitive et de l'éducation qui vient la modifier. Les passions qui exercent une action spéciale sont : la joie, le plaisir trop vif, la peine, la douleur, le chagrin, l'affliction, la tristesse, l'abattement, le découragement, lorsque leur mesure excède nos forces. La nostalgie, l'amour, la jalousie, l'orgueil, la vanité, la haine, la vengeance portés au plus haut degré, toutes ces passions peuvent produire, non-seulement une infinité de maladies, mais même la mort. Enfin l'amour de l'ordre, et surtout l'amour sacré de la patrie, de la liberté, l'amitié, la philanthropie, la bonté, la pitié, la bienveillance, etc., passions nobles et généreuses qui n'enflamment que les grandes âmes, et que ne peuvent seulement comprendre les hommes vils, nés pour la servitude ou pour le despotisme. Ces passions délicieuses doivent être cultivées avec soin, elles sont l'ornement, l'honneur et le soutien de la société. Et chose bien remarquable, c'est que la pratique de ces passions, vertus utiles, en donnant le bonheur, contribuent aussi puissamment à l'entretien de la santé.

La colère, l'ivrognerie, la peur doivent encore prendre place dans les passions, sans oublier le jeu qui marche de pair avec l'avarice. Combien d'épilepsies, de morts subites, de suicides sont le résultat de ces causes.

Pour combattre les passions nuisibles ou dangereuses, les moyens hygiéniques sont dans le régime, tel que nous l'avons indiqué dans l'alimentation rafraîchissante et relâchante. L'action des alimens est si puissante qu'elle va jusqu'à changer la texture originelle des organes, lorsqu'elle est convenablement dirigée. Il ne faut cependant pas négliger d'autres moyens physiques propres, comme aussi les moyens moraux, tels que la philosophie et la religion, qui portent directement leur effet sur le cerveau.

La passion du théâtre est une exception que nous passions sous silence mais qui présente cependant des inconvéniens que nous devons signaler : 1°. le temps que l'on y passe ordinairement est trop long ; 2°. les classes laborieuses qui y vont, sont obligées de se coucher trop tard, quoique forcées de se lever de bonne heure ; 3°. le mauvais air que l'on respire si long-tems, est nuisible à tous. Il serait donc d'une bonne hygiène publique que le spectacle ne durât que

4 heures, en prenant de 6 à 10, ou de 7 à 11 heures. Par ce moyen, beaucoup plus de monde pourrait se donner cette distraction, qui instruit et moralise.

CHAPITRE XVI.

LE SOMMEIL.

Ce phénomène physiologique, qui prend la moitié de la vie, est destiné à réparer les pertes que le système nerveux a subies pendant la veille. C'est donc la suspension obligée des fonctions animales qui revient nécessairement d'elle-même d'intervalles en intervalles, et pendant la durée de laquelle les organes de ces fonctions réparent leurs pertes et recouvrent leur aptitude à agir, qui constitue le sommeil.

Le sommeil de la nuit est toujours plus réparateur que celui du jour; et ce n'est jamais impunément qu'on substitue l'un à l'autre. Les professions qui exigent continuellement des travaux de nuit, sont toutes défavorables et dangereuses. Sinclair rapporte le fait suivant : « Deux officiers partent pour faire deux cents lieues avec leur escadron, l'un de jour, l'autre de nuit. Celui qui se reposait la nuit et marchait le jour arriva à sa destination sans aucune perte d'hommes ni de chevaux; tandis que celui qui avait préféré marcher la nuit et se reposer le jour, perdit un certain nombre des uns et des autres. »

La durée du sommeil s'entend de la longueur du temps pendant lequel il se prolonge. Mais puisque le sommeil a pour but de réparer les pertes nerveuses qui ont été faites pendant la veille, on conçoit que sa durée doit être en rapport avec la fatigue de la veille qui a précédé ; c'est-à-dire, plus prolongé si la veille a été plus active, plus court dans le cas contraire. Cependant on doit reconnaître que la durée du sommeil est très-variable. Dans l'état ordinaire sa durée est de huit heures , malgré l'axiôme de Salerne qui dit : *sex horas satis dormire est.* (Il est assez de dormir six heures). Si le sommeil n'est pas assez long , la réparation qu'il doit effectuer n'est pas complète , et à la longue on s'épuise. Si au contraire il est trop prolongé , il engourdit. Le sommeil est d'autant plus réparateur qu'il est plus profond et plus complet. Le sommeil complet est rare, car il faut qu'il y ait suspension de toutes les fonctions animales et perte absolue de toute conscience du moi ; tandis que presque toujours quelques parties de l'intelligence veillent alors que les autres dorment : les rêves en fournissent la preuve.

Il est certaines personnes qui s'endorment difficilement , et l'on remarque , dans ce cas , qu'il n'y a de réparateur que le sommeil du matin. Aussi devons-nous observer que la règle des colléges, ou pensions, qui établit la même heure du lever pour tous les élèves , est souvent nuisible à quelques-uns , chez lesquels un sommeil d'une heure de plus le matin ferait le plus grand bien. Pour ceux-là, le réveil est forcé, tandis que pour les autres il est naturel. Chez les premiers la réparation nerveuse n'est pas effectuée ; chez les seconds le but du sommeil est rempli. De même que les plantes prennent leur accroissement pendant la nuit, nous devons admettre qu'il en est ainsi de nous. C'est en vertu de ce principe que les enfans ont besoin d'un plus long sommeil que les adultes. Ce qu'il y a de bien remarquable, c'est que, lorsqu'on se lève, après une bonne nuit, on est plus grand de 2 ou 3 centimètres : donc le corps subit un affaissement pendant le jour.

Nous pensons encore utile d'observer que l'usage de se vêtir de certains habillemens pour se coucher, constitue une fort mauvaise habitude, qui devient nuisible à un bon sommeil et rend très-frileux ; il faut alors le double de vêtemens pendant le jour. Toutes les personnes qui ont eu occasion de passer une nuit au lit, sans se déshabiller, ont pu se convaincre de cette vérité. Aussi, lorsque nous soumettons quelques personnes à l'usage des chemises de flanelle, avons-nous le soin de leur recommander de prendre une chemise de fil ou de coton pour la nuit.

Il est important que la chambre à coucher ne soit point humide, que la lumière y pénètre par plusieurs ouvertures, que l'air y soit facilement renouvelé, enfin qu'elle soit, par ses dimensions, en rapport avec le nombre de personnes qui y couchent. Le lit ne doit point être placé dans le fond d'une alcôve, ni entouré de rideaux. Un coucher trop mou fournit trop de chaleur et expose aux congestions. Trop dur, il délasse mal. La tête doit être peu ou point couverte, et jamais serrée. Les fenêtres doivent toujours être fermées la nuit. Il est avantageux d'être seul au lit, on a plus d'air et moins de chaleur.

Les habitans des pays chauds dorment tous les jours pendant quelques heures. Notre climat n'autorise pas une telle habitude.

Un bon régime, mais sobre, une vie régulière, le cerveau libre et reposé au moment du coucher, voilà les présages d'un bon sommeil.

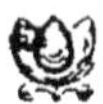

CHAPITRE XVII.

DES TEMPÉRAMENS.

La prédominence particulière de certains organes principaux, compatibles avec la santé, constitue cette dénomination; ou bien encore, les tempéramens consistent dans des disproportions des systèmes influens du corps. Les principales prédominences sont les suivantes : celle de l'appareil digestif, (tempérament mélancolique); celle des appareils respiratoire et circulatoire, (tempérament sanguin); la combinaison du sang et de la bile, (tempérament sanguin-bilieux); si la bile est en plus, (tempérament bilieux-sanguin); si la bile est en excès, (tempérament bilieux); si la lymphe prédomine, c'est le tempérament lymphatique; si avec cet état le sang est extrêmement pauvre, on a le tempérament lymphatico-anémique; enfin l'appareil nerveux prédominant, c'est le tempérament nerveux.

La connaissance des tempéramens ne peut être utile qu'aux médecins : pour les personnes auxquelles nous entendons nous adresser, les règles hygiéniques leur suffiront; ainsi : le tempérament mélancolique doit se nourrir de légumes herbacés, de fécules, etc., suivre enfin l'alimentation gélatineuse indiquée page 9. Le tempérament sanguin doit être sobre d'alimens et de boissons alcooliques. Le sanguin-bilieux, le bilieux-sanguin et le bilieux doivent suivre le régime indiqué page 10 (Alimentation moyenne, pages 9 et 10), éviter la chaleur, chercher un air pur et frais, se livrer à l'exercice musculaire, à la chasse, au jardinage, etc.

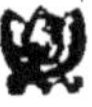

CHAPITRE XVIII.

DE LA GYMNASTIQUE.

Les anciens désignaient par ce mot un art en grande faveur chez eux, et qui apprenait aux jeunes gens à exceller dans tous les exercices d'adresse et de force. C'est donc à fortifier, à développer les muscles, à donner à leur contraction plus d'énergie, et à façonner certains d'entre eux à des mouvemens particuliers, que se réduisent les préceptes généraux de la gymnastique.

Dans les premiers âges de la civilisation, la force étant le plus sûr moyen d'influence et de pouvoir, dut être la sauve-garde des familles et le moyen le plus sûr de domination parmi les nations; la politique sentit donc combien elle était intéressée à honorer la force du corps; et les écrits de l'antiquité nous apprennent quelle influence exerçaient alors des muscles bien nourris, bien volumineux, sur l'esprit des masses.

Il suffit de lire les livres d'Homère pour voir que ses héros étaient des hommes robustes, de haute taille, tuant un bœuf d'un coup de poing, et portant des armes d'une pesanteur considérable. Mais l'invention de la poudre, et surtout l'éducation intellectuelle ont remis les choses dans leur état naturel. Ce n'est plus le plus fort, c'est le plus intelligent qui exerce de l'influence sur ses semblables. Cependant l'exercice du corps doit être combiné avec les conditions nécessaires de l'exercice intellectuel.

La gymnastique, telle qu'elle doit être entendue aujourd'hui, comprend donc les exercices du corps, les gestes et le repos. Les exercices du corps, comme la marche, la course, le saut, la danse, et tous les jeux de combats et de lutte, exigent des efforts continus des organes musculaires. Or, ces organes étant liés étroitement avec les nerfs du cœur et du cerveau, ne peuvent exécuter des mouvemens un peu prolongés sans accélérer le pouls, la respiration, et sans colorer fortement le visage.

Considéré dans son emploi hygiénique, l'exercice journalier et modéré contribue efficacement au maintien et à la conservation de la santé; mais pour en retirer tout le bien qu'on doit en attendre, il faut le prendre avec une sage réserve, le régler d'une manière méthodique, et s'arrêter au moment où l'on éprouve un commencement de fatigue. Il faut surtout ne pas attendre que la lassitude devienne trop prononcée; ce serait alors vouloir affaiblir les appareils organiques et déranger toute leur action. Ce grand trouble exténue le corps, au lieu de le fortifier.

Il est aussi plus avantageux de prendre l'exercice en plein air que dans un endroit renfermé, sur un terrain élevé et sec que dans des bas-fonds où dans le voisinage des marécages. L'air vif, pur, qui se renouvelle sans cesse autour du corps, semble avoir quelque chose de vivifiant. On doit préférer le matin et le soir, en été, pour s'exercer, et le milieu du jour en hiver. Mais si l'on est échauffé ou en sueur, il faut éviter le passage subit au froid, changer de linge et se tenir chaudement pendant quelque tems. Il en est de même pour les boissons froides, qui sont souvent ardemment désirées à la suite des exercices un peu violens : il vaut mieux prendre un peu de vin, ou toute autre boisson un peu tonique, pour éviter la répercussion cutanée, qui cause si souvent des congestions pulmonaires et intestinales.

Les divers âges présentent encore des considérations particulières pour l'emploi de l'exercice. Ainsi, dans l'enfance et la jeunesse, à cette époque de développement continuel, l'exercice vient, en quelque sorte, en aide au travail de la nature, par l'influence excitante du mouvement. Il est également nécessaire alors que les fonctions nutritives prennent une activité soutenue ; et l'exercice, même violent, peut à cette époque la leur donner et la leur conserver. Aussi les enfans sont-ils sans cesse remuans, sans cesse occupés à sauter, à courir, à danser. Ce besoin d'agir tient au développement-même de l'appareil musculaire, et loin de leur en faire un reproche, il faut savoir le provoquer; mais le contenir dans de sages limites et l'entourer des précautions dont nous venons de parler.

Au moment où l'on approche de la puberté, l'exercice est encore plus favorable pour aider les changemens qui se préparent dans l'économie. Il tend à développer sur les jeunes filles ce phénomène. On insiste d'autant plus sur ce point, que les enfans et les filles surtout qui sont assujetties de bonne heure à travailler, à exécuter des travaux sédentaires, sont petites, délicates, et offrent dès vingt-cinq ans les signes d'une vieillesse précoce, ou d'un développement avorté.

Chez l'homme adulte, si l'exercice ne sert plus à développer le corps, il sert du moins à affermir la santé et à donner à toutes les fonctions une régularité nécessaire. Les hommes qui ont une profession sédentaire doivent tous les jours consacrer quelques heures aux exercices variés du corps. Il en est de même pour les femmes qui, par ce moyen, se garantiront de tout le cortége des affections nerveuses et spasmodiques qui les tourmentent. Le vieillard lui-même en retirera de grands avantages; il ranimera ainsi l'énergie défaillante de ses organes, et dissipera l'engourdissement, l'atonie qui le menacent sans cesse :

Aussi Hippocrate remarque avec raison que le vieillard ne doit pas changer ses habitudes d'exercices ordinaires, qui le fatiguent moins que des exercices qui seraient nouveaux pour lui.

Nous terminerons ce que nous avons à dire sur la gymnastique en général, par ses applications utiles dans certaines maladies, et nuisibles dans d'autres. On conçoit que l'exercice musculaire doit être proscrit dans les maladies fébriles et dans la fièvre en général; le moindre mouvement ajoute à l'action déjà trop active du cœur et des artères, et exaspère les accidens de la maladie. Il en est de même au début des fièvres typhoïdes, des fluxions de poitrine, des pleurésies, des inflammations intestinales qui demandent le repos et la chaleur.

C'est seulement dans les fièvres intermittentes, si fréquentes dans les campagnes, que les exercices du corps peuvent agir comme indications excitantes. Si au moment de l'accès qui doit avoir lieu, on s'exerce fortement à des travaux manuels qui mettent tout le corps en mouvement, on provoque une vive excitation musculaire et cutanée, une espèce de contre-accès, qui parvient à éloigner le frisson et le développement de l'accès. Celse indique aux artisans ce moyen curatif facile et non dispendieux,

Ainsi, on a vu la danse, l'escrime, le jeu de

balle, la course, la chasse guérir, à la suite de violens mouvemens, des catarrhes, des rhumatismes et détruire des engorgemens fluxionnaires sur les dents, les gencives et les oreilles. La cause de ces bons effets est facile à trouver dans le bienfait des sueurs abondantes. C'est surtout dans la convalescence qu'un léger exercice pris d'abord dans la chambre, puis dans un endroit plus spacieux, et enfin au grand air, hâte le rétablissement des forces. Ici l'exercice seconde la réparation que l'on doit attendre des substances alimentaires, en facilitant la digestion et en accélérant toutes les fonctions qui en sont la conséquence.

Dans les maladies qui traînent en longueur, telle est l'importance du mouvement musculaire, que les médicamens pris à l'intérieur restent presque sans effet, si un peu d'exercice ne vient faciliter leur action. Il est constant en effet que le quinquina, les ferrugineux ont besoin du secours de l'exercice pour développer toutes les vertus curatives dont ils jouissent. Il en est de même pour les médicamens calmans, et qui agissent sur le système nerveux. C'est encore en vertu du même principe que les eaux médicinales, par le seul déplacement du malade, acquièrent une action plus puissante et plus énergique dans toutes ces affections de langueur ou d'épuisement contre lesquelles on les emploie,

Mais c'est surtout dans le scorbut et dans le scrofule que l'exercice du corps, au soleil, en plein vent, doit être considéré comme un secours indispensable au traitement interne. Dans ces affections, tous les appareils organiques sont frappés d'atonie, toutes les fonctions s'exécutent avec lenteur, et imparfaitement. On conçoit alors combien, dans ces maladies, doit être utile et puissant un exercice qui stimule toutes les parties vivantes, et qui fortifie les tissus par l'ébranlement salutaire qu'il leur fait éprouver. On sait enfin que, dans les maladies nerveuses telles que la mélancolie et l'hypocondrie, les voyages à pied, les travaux manuels, et même l'exercice poussé jusqu'à la fatigue, sont des moyens de traitement recommandés par les médecins.

CHAPITRE XIX.

DES HABITUDES.

L'homme prend l'habitude de manger, de dormir chaque jour dans des proportions déterminées; on a des heures à peu-près fixes; les forces du corps s'attendent et se proportionnent à ces retours périodiques; elles comptent, presque à heure fixe, sur ces moyens de restauration, aussi régulièrement que le ferait une pendule. Avons-nous coutume de dîner à telle heure? Notre estomac n'a pas beson de montre pour en connaître le moment. Le sommeil, le réveil reviennent également à point nommé.

A l'égard de la quantité, si l'on s'habitue à boire ou à manger dans des proportions trop fortes, on sent bientôt la nécessité de rentrer dans des limites plus réservées : car, pour peu que l'homme passe en-deçà ou au-delà de son habitude, il se trouve incommodé par un salutaire avertissement de la nature ; et s'il ne sait pas s'arrêter, l'habitude peut dégénérer en une vraie tyrannie. Ainsi le fumeur, le priseur ne peuvent plus se passer de tabac, sous peine de véritables souffrances. A un autre, il faut son thé, son café, chaque matin, sous peine d'être triste, morose et souvent malade le reste de la journée.

Ote-t-on son gilet de flanelle quand on a l'habitude de le porter? aussitôt un rhume survient. La nature finit par exiger ce qu'elle refusait souvent dans le principe. Si l'on prend l'habitude de voir fréquemment des femmes, de s'enivrer, de jouer, on ne peut plus résister aux impulsions qui nous portent à des actes souvent nuisibles sous tous les rapports. Le célèbre professeur Pelletan éprouvait un tel besoin de parler, hors de ses cours, qu'il obligeait ses amis qu'il rencontrait de subir une de ses leçons, et se sentait soulagé quand il avait ainsi expectoré tout son babil involontaire.

Dans l'âge de la vigueur, rien n'est plus sage que de ne s'astreindre à aucune habitude fixe, de ne faire contracter aucune obligation à notre santé et de la soustraire enfin à tous les besoins dont la coutume pourrait l'asservir : car, qui peut se permettre, petit ou grand, de rester toute sa vie dans le même état, puisque les événemens et le tems surtout dans lequel nous vivons, sont sujets à de si grandes et si subites variations.

Si l'on veut maintenant se rendre compte de la manière dont peuvent se faire les retours réguliers des habitudes, il faut en chercher la cause dans l'ordre qui règle les mouvemens du globe terrestre, et dans le retour mieux continuel du jour et de la nuit; il en résulte, en effet, pour notre constitution, un renouvellement périodique et fixe de veille et de sommeil, et une chaîne d'opérations qui amènent ce besoin régulier des boissons, des nourritures, des excrétions et de toutes les fonctions journalières. C'est en vertu de la même loi que reviennent la régularité des accès de fièvres, des névroses et de toutes les maladies spasmodiques, graves ou légères.

Du reste, le propre de l'action d'un sens ou d'un organe est d'émousser et de perdre sa sensibilité à mesure qu'il sent plus souvent et que les impressions sont plus fortes et plus répétées. De même, moins un sens agit moins il dépense de sensibilité; mais si nous le garantissons constamment de toute impression, nous exaltons infailliblement sa sensibilité. Un homme qui sort d'un cachot où il est plongé depuis long-tems, n'en sortira pas sans être violemment blessé par la lumière. L'habitude de ne pas exercer le sentiment aussi bien que d'en abuser, produit donc une égale perturbation sur la fonction dont la régularité consiste dans le juste usage des organes. Le véritable but de l'habitude doit être de rendre le corps plus apte à toutes les choses auxquelles on l'applique habituellement; on le façonne ainsi à toutes sortes de mouvemens, à vaincre le sommeil, la faim, la soif, comme à supporter les excès de gloutonnerie quand de rares occasions en font une obligation, comme aussi à s'accommoder de tous les milieux froids, chauds, secs ou humides par lesquels les voyages ou l'exil peuvent le faire momentanément passer.

Les habitudes contre nature s'acquièrent ainsi vicieusement comme les meilleures se prennent par la voie du bien. A l'égard des premières on se les approprie tellement qu'on n'en sent plus le défaut; on y persévère et l'on vieillit avec elles sans peine; et il arrive qu'ayant beaucoup senti, beaucoup vu, nous parvenons au terme de la vieillesse, dégoûtés de tout, indifférens à tout, blasés et inamusables. Nous pouvions cependant éviter cet engourdissement de nous-mêmes si nous avions compris à temps qu'une trop vive sensibilité n'est pas un si précieux avantage, et que les coutumes propres à nous endurcir un peu de bonne heure sont souvent un véritable bienfait. L'habitude a donc ses avantages comme ses inconvéniens.

Elle perfectionne surtout les opérations du corps autant que celles de l'esprit. Ainsi un apprenti qui entre pour la première fois dans un atelier, ne sait d'abord que faire de ses mains; mais bientôt l'habitude va assouplir ses muscles, leur imprimer un mouvement régulier, et en peu de tems fera de lui un ouvrier habile. Il en résulte aussi qu'une seule habitude, mais fixe, peut d'un homme ordinaire faire un homme remarquable, unique. On cite de fameux danseurs dont tout le talent était descendu dans les jambes : ils ne rêvaient, ne voyaient qu'entrechats et pirouettes ; comme le musicien devient fou de musique, devient excellent compositeur, mais n'a plus que ce seul genre de mérite.

Il est vrai que très-souvent on ne peut exceller dans un art sans s'y adonner tout entier, sans se spécialiser par une habitude persévérante : c'est ce qui fait dire que les hommes de génie sont des sots, parce qu'ils n'ont pas l'habitude du monde ou des intrigues de la société : mais cela prouve que, pour ces hautes conceptions, moins les habitudes sont variées, plus elles sont fortes et profondes sur un seul sujet. Bien plus, l'habitude rend ces conceptions comme spontanées et involontaires ; et si elles persévèrent avec trop de violence et de ténacité, les voilà arrivées sur les limites de la raison, et entrant dans le champ si vaste des monomanies.

Ainsi le mal peut s'acclimater dans notre corps, comme le bien. On peut même le façonner à tout, même à la souffrance. Ces premières mortifications, que s'imposent les pénitens, sont dures et pénibles pour la chair ; on ne supporte pas d'abord le cilice et la discipline, on ne se macère pas le corps par des jeûnes, par des veilles sans quelques révoltes du malin-esprit. On ne se condamne pas à la virginité, sans que le démon concupiscent ne vienne souvent révolter et stimuler notre pauvre nature. Cependant, que ne peut l'habitude? On a maints exemples de victoires complètes qui, à la fin, ne sont plus même un effort. Combien de fois le matelot, battu par la tempête, ne jure-t-il pas d'abandonner son périlleux métier ? Cependant dès qu'il est à terre, il s'ennuie, et se rembarque pour recommencer cette vie de tempêtes et de périls, devenue désormais une nouvelle existence pour lui.

De l'Habitude morale.

Si l'habitude peut ainsi transformer les corps, elle peut aussi modifier nos affections et nos pensées. Cette vérité s'applique surtout aux travers des idées politiques et religieuses quand elles sont poussées à l'excès. Le hasard fait naître l'un à Constantinople, l'autre à Paris; le premier porte un turban, est circoncis, va à la mosquée; le second remplit avec ferveur ses devoirs catholiques, et pourtant chacun se traite mutuellement d'impie et de scélérat. Combien de guerres sanglantes n'ont pas eu d'autres raisons? Aussi, il est certain que l'on deviendrait plus tolérant, plus humain, plus doux, si l'on réfléchissait que nos mœurs, nos manières ne sont que des habitudes factices, et qui varient suivant les climats où nous naissons. C'est la coutume qui, jetant tous les Chinois dans le même moule, fait qu'ils sont liés par les mêmes croyances, et qu'ils vivent dans la même société depuis quatre mille ans. Nous, peuples modernes, nous perdons nos aspérités par la culture. Ainsi que les arbres, il faut plier nos branches, sous peine de voir la serpe du jardinier gouvernant émonder les rameaux et nous aligner, en vertu de ce qu'on appelle ordre légal, habitude sociale, société civile enfin. Le célèbre Montaigne a bien raison sur ce point, en démontrant que la coutume force la nature à coups de bâton. Il trouve que nos plus grands vices prennent leur source dans l'habitude de notre plus tendre enfance, et que notre avenir dépend beaucoup plus qu'on ne pourrait croire de ceux qui nous élèvent. « Il y a des mères, dit-il, qui sont assez imprévoyantes pour voir avec plaisir leur enfant tordre le col à un oiseau, ou dire des injures à un valet, à un homme de la campagne : Ces habitudes funestes sont la cause plus tard des penchans cruels et insolens qui germent et croissent de plus en plus avec l'âge. »

Il s'ensuit de là que l'habitude est, après la nature, le pouvoir le plus grand et le plus profond chez l'homme ; qu'elle nous pétrit ou nous moule à son gré, et que si elle peut nous dépraver, elle doit aussi, par notre volonté, devenir un instrument de bien et de perfectionnement. Nous dirons, en terminant ce chapitre, que, dans les cas d'épidémie, il convient de supprimer certaines habitudes ou passions dangereuses ; en un mot tous les excès ; encore ne faut-il pas le faire brusquement, ce n'est que graduellement qu'il faut y arriver, et sans que ce sacrifice plonge dans la tristesse. Nous avons donné ce conseil dans une brochure publiée à Paris, pendant le choléra de 1832, et dans laquelle nous fournissions un traitement qui a eu le plus grand succès contre ce terrible fléau. Nous avons mis en pratique les mêmes moyens à Chauny pendant l'épidémie de 1849, et les résultats ont été tout aussi satisfaisans. Que ceux qui ont peur de sa nouvelle apparition se consolent donc !

CHAPITRE XX.

DES PROFESSIONS.

L'état social ne peut exister que par les travaux de chaque citoyen, et le concours de tous est indispensable pour son entretien. Les objets nécessaires aux besoins journaliers de la vie, aussi bien qu'au luxe, exigent la réunion d'efforts communs, durables et combinés ; de là, la variété, la nécessité des professions. Quand le travail cesse, et que l'homme abandonne les divers états auxquels il se livre, la civilisation rétrograde. Ainsi le Turc indolent laisse périr autour de lui les souvenirs les plus précieux de l'antique Grèce. Le tems de son réveil est-il venu ?

Les professions sont donc une espèce de gymnastique corporelle, ou intellectuelle, qui développe le corps ou l'esprit, suivant le choix qu'en fait chaque individu, et c'est par le travail qu'elles assurent son existence. Le travail porte donc avec lui sa récompense assurée, en raison de la quantité, de l'utilité ou de la difficulté de l'occupation que notre goût ou le hasard nous a fait suivre ou accepter. De plus, les occupations habituelles influent d'une manière évidente sur le physique de l'homme en lui donnant une manière-d'être appropriée à ses besoins, nés de cette occupation-même.

Ainsi les professions qui exigent un exercice musculaire de tout le corps, finissent par lui donner des proportions athlétiques. Les portefaix, les lutteurs ont la poitrine carrée, les épaules larges, les reins fermes, les bras et les jambes fortement accentués par de puissans muscles. — Si les professions exigent des mouvemens particuliers à une certaine région du corps, c'est cette région seule qui prédominera en force et en volume. Ainsi les bras du boulanger, du pileur, du menuisier, du serrurier prennent plus d'accroissement que les autres parties. Les jambes du coureur, les dos des forts de la halle acquièrent plus d'ampleur et d'énergie; en un mot, toute partie du corps exercée plus qu'une autre, se fortifie aux dépens des autres parties; et si le travail exige plus de délicatesse que de force, on les voit acquérir une agilité dont peut donner une idée la vivacité des mouvemens des deux mains dans l'exercice du piano. Or, comparons la main frêle, les doigts effilés qui en jouent avec la main et les doigts d'un forgeron, et nous apprécierons l'extrême différence que les professions, par les mouvemens qu'elles exigent, peuvent apporter dans des organes qui semblent au premier abord pareils.

Maintenant, si nous pénétrons dans le détail des professions, nous devons signaler surtout celles qui peuvent nuire par leurs conditions mêmes. Les ouvriers qui transportent de lourds fardeaux sont sujets aux hernies, aux contusions, aux luxations et aux fractures. Les jambes croisées des tailleurs, en mettant obstacle à la circulation, les disposent à l'enflure et aux maladies du cœur. Les cordonniers et les tourneurs, qui appuient la poitrine contre leur ouvrage, ont cette partie souvent enfoncée. Les fabricans de poudre fulminante, de capsules, les artilleurs sont exposés à des détonations qui les blessent, ou les tuent. Les tisserands-drapiers doivent être robustes et bien musclés, s'ils ne veulent être tourmentés d'une lassitude excessive des bras, du dos et des pieds. Ceux qui travaillent le lin, le chanvre ou la soie, n'ont d'autre précaution à prendre que de ne pas se mettre au métier immédiatement après le repas : le mouvement violent du roton qu'ils tirent vers la poitrine nuit à l'estomac et à la digestion. Cette profession n'est point nuisible à la femme, excepté les cas de grossesse, car alors elle s'expose aux fausses-couches.

Les substances dont on fait usage dans certaines professions, sont encore des causes de danger pour ceux qui les emploient. Ainsi la préparation des métaux, l'extraction des autres substances minérales, acides, salines, terreuses, les poisons même, enfin toutes les substances volatilisées, en poudre, en miasmes, pénètrent dans les voies de la respiration, et causent des asthmes d'autant plus difficiles à guérir que leur cause première est souvent ignorée.

Toutes professions qui s'exercent dans des souterrains profonds, sont d'autant plus dangereuses que les gaz délétères et les exhalaisons méphitiques qui s'en dégagent frappent à l'improviste le malheureux qui s'y expose.

Les ateliers, par la réunion d'un grand nombre d'individus soumis au même travail, sont des foyers continuels de mauvaises odeurs, d'air empesté, qui agissent à la longue sur la santé de l'ouvrier, le débilitent, le font pâlir et se terminent presque toujours par une lente consomption. Cette vérité s'applique surtout aux filatures de coton, à cause du duvet et de la poussière qui voltigent sans cesse et qui s'introduisent dans les organes de la respiration.

Le danger est encore plus grand quand les professions nous astreignent à vivre au milieu de nombreux malades : c'est ce qui arrive dans les hôpitaux, pour les médecins, les chirurgiens, les pharmaciens, les prêtres, les sœurs de charité, les infirmiers; et le danger augmente encore dans les épidémies, dans les maladies réputées contagieuses. Certes, l'agglomération des malades est un malheur évident; des secours donnés à domicile produiraient un bien plus grand nombre de guérisons. Mais détruire un vieil édifice, pour une création nouvelle, n'entre pas dans le but de cet ouvrage, qui, dans ce cas, ne signale que les inconvéniens.

Si la constitution physique reçoit de puissantes modifications des divers états qu'on embrasse, la constitution morale n'en éprouve pas de moindres effets aussi : les méditations du philosophe, les conceptions de l'orateur, les profondes pensées de l'artiste, la verve du poète sont de véritables travaux auxquels le cerveau s'exerce et s'habitue et qui semblent isoler l'homme de tout ce qui l'entoure. Or, la continuité de l'exercice cérébral fait jaillir des idées nouvelles, élargit les conceptions, enfante des productions qu'on n'aurait pas pu créer d'abord, et développe même le génie là où il ne s'annonçait pas. Mais quittons ce sujet, qui pourra paraître une digression, et revenons à ce qui peut intéresser surtout les classes laborieuses.

L'observation démontre que plus une occupation est grossière et demande de forces corporelles, moins elle exerce d'influence sur l'intelligence, parce que la force nerveuse du cerveau est consumée en mouvemens : ainsi le pionnier, le terrassier, le forgeron ont le corps vigoureux, mais l'esprit fatigué ; aussi a-t-on eu bien raison de restreindre le travail à un tems limité, afin que les facultés intellectuelles pussent se développer dans les heures et dans les jours de repos. On peut néanmoins conclure, comme règle générale, que l'on a remarqué une proportion inverse entre le développement du corps et celui de l'esprit. Le point désirable pour le bien-être de l'homme serait donc de trouver des professions mixtes, qui pussent allier le travail du corps avec celui de l'intelligence, et sous ce rapport, les mécaniciens, les imprimeurs et les états qui travaillent pour le luxe ont peut-être bien des avantages sur les autres.

Du reste, rien ne paraît, en résumé, plus digne d'envie que le sort d'un bon et honnête artisan qui vit sans passions, vivant son tems donné, et s'en allant à l'heure, quand il a rempli sa carrière. Les jouissances du cerveau, les épreuves de l'ambition lui sont inconnues. Aussi, devient-il rarement fou, ou épileptique, comme les gens du monde !

Au point de vue politique, un des effets les plus évidens des professions, est le calme qu'elles répandent dans toutes les classes de la société ; les ouvriers laborieux, les amis du travail ne sont ni querelleurs, ni bruyans, ni séditieux. Ce sont au contraire les fainéans, les paresseux qui tombent dans tous les vices, et qui sont les premiers à se mêler aux émeutes et aux désordres : ceux-là sont la peste des ateliers, en propageant l'influence des mauvais exemples sur ceux qui sont faibles et faciles à détourner de leur devoir.

Parmi les professions les plus ordinaires, celles des femmes surtout, telles que l'état de couturière, de lingère, de brodeuse, les disposent à quelques maladies qu'il est bon de signaler pour les prévenir : ce sont en général des affections lymphatiques, des engorgemens, des bouffissures, des obstructions et des difficultés de digérer, de respirer et de remplir toutes leurs fonctions, que l'on observe chez elles. Il faut donc, pour prévenir ces maladies, qu'il y ait dans le travail de la suspension et de la variété, surtout dans la position du corps. Ce principe s'applique aussi à celles qui travaillent dans les grands ateliers; ici, seulement, comme elles sont ordinairement réunies en grand nombre, il est à remarquer que la détérioration morale agit d'une manière fâcheuse sur le physique. Le traitement de cet état de choses ne nous appartient pas : nous nous bornons à signaler le fait. Revenons à quelques professions. Les horlogers, les joailliers, les naturalistes, qui ont besoin constamment de se servir de fortes lunettes ou de microscopes, deviennent aveugles de bonne heure. Les ouvriers en dentelle sont dans le même cas, à cause de l'application constante de leurs yeux sur des tissus très-fins et très-déliés.

La plupart des artisans exercent leur état dans des rues étroites, insalubres et dans des rez-de-chaussée très-humides et sans air. Malgré la surveillance de l'administration, c'est une habi tude qui est encore trop enracinée, pour qu'o puisse la détruire entièrement. Cependant il du plus haut intérêt pour l'ouvrier de rompr avec cette coutume et de se loger dans les en droits élevés, éclairés par le soleil. C'est déjà moitié de sa santé : car dans les endroits bas, est affaibli par des fièvres intermittentes très tenaces, par le scorbut, par les scrofules si ord naires dans les rues sales de Paris, dans plusieur quartiers de St-Quentin, de Lille, etc., etc. E c'est toujours de tels foyers que naissent la plu part des maladies dites contagieuses. De là vien encore que les enfans nés dans ces conditions pé rissent de bonne heure ou ne sont que rachitiques

La chaleur excessive à laquelle sont soumi les verriers, les briquetiers, les fondeurs, les cui siniers, épuise le corps par une sueur abondante provoque une soif ardente qu'il est dangereu de satisfaire avec de l'eau froide ou malsaine comme il arrive si fréquemment. Il en résult des diarrhées, des fluxions de poitrine, très-dif ficiles à guérir. On peut prévenir ces maladie en se désaltérant avec quelques boissons aroma tisées, telles que l'infusion de racines de réglisse mais prise à petites gorgées. L'eau acidulée avec le vinaigre peut remplir la même indication. On peut encore employer l'eau alcoolisée par un 20e d'eau-de-vie.

Les odeurs fortes, comme celles que respirent les parfumeurs, les droguistes, les fleuristes, les anatomistes, les tanneurs et tous ceux qui travaillent sur les matières végétales ou animales en putréfaction, disposent aux migraines, aux vomissemens, aux fièvres bilieuses et quelquefois à la pustule maligne ou au charbon : cette dernière affection, à laquelle les cultivateurs sont souvent exposés, soit en soignant, soit en dépouillant les animaux morts de cette maladie, nous fait un devoir de les prévenir qu'il faut les approcher avec la plus grande circonspection et avoir le soin de laver avec du savon ou de la soude toutes les parties qui ont pu être souillées, comme aussi à lotionner et à cautériser immédiatement toutes les excoriations exposées à ce contact dangereux. On a souvent répété qu'il suffisait d'enduire les mains d'un corps gras pour se soustraire à l'action du virus, c'est une erreur d'autant plus dangereuse qu'elle sert au contraire à favoriser l'absorption.

La pustule maligne se présente principalement pendant les fortes chaleurs de l'été, en raison de la négligence des habitans des campagnes d'enterrer les animaux morts. Ils les laissent tomber en putréfaction, et il suffit qu'une mouche ait chargé son dard de cette pourriture pour que sa piqûre produise la pustule maligne. Nous avons soigné plusieurs individus qui devaient leur état à cette cause, et c'est à l'époque de la moisson que ces accidens sont plus fréquens. Les matières pierreuses, le grès, le plâtre blessent aussi les yeux, et pénétrant dans les poumons, causent des crachemens de sang et la phtysie. Du reste, ce sujet rentre plutôt dans un *traité des maladies des artisans* que dans un traité d'hygiène. Il nous a suffi d'indiquer quelques points à éviter dans les professions sous le rapport de la santé, pour faire sentir l'importance du sujet qui nous occupe dans ce petit traité.

CHAPITRE XXI.

DE L'AGE.

L'influence de l'âge sur la production des maladies et sur les moyens de les prévenir par l'hygiène, n'est pas un des sujets les moins importans que nous ayons à traiter.

Dès que l'enfant vient au monde, il est aussitôt obligé d'être en rapport avec les objets extérieurs répandus autour de lui : la lumière, l'air et une chaleur différente de celle au milieu de laquelle il vivait dans le sein maternel. Il éprouve donc des changemens plus ou moins marqués, en raison du degré de force ou de faiblesse dont il est doué. Aussi est-il exposé à tous les accidens qui dépendent d'une grande susceptibilité ou d'un accroissement trop rapide. On observe que, jusqu'à la dentition, c'est particulièrement la diarrhée, les tranchées, le vomissement, le muguet qu'il éprouve, ce qui réduit le traitement à quelques fomentations, des bains, des frictions, etc. Mais il faut se hâter de dire que l'hygiène a plus d'efficacité que les médicamens. Ainsi, on doit proscrire le maillot, brosser fréquemment la tête, éviter l'allaitement artificiel, lui donner le sein de la mère ou d'une bonne nourrice, lorsque les circonstances l'exigent, et éviter toutes les causes de malpropreté, un air humide, renfermé, des vêtemens trop étroits ou mouillés, et surtout le faire vacciner de bonne heure.

La dentition est-elle une maladie? La nature a-t-elle voulu qu'il y eût plus de difficultés pour la pousse des dents que pour celle des membres? Voilà la question que nous nous adressons, sans qu'il soit nécessaire de la résoudre ici. Mais il est d'observation constante qu'à cette époque de la vie les enfans sont souvent malades. C'est alors que les organes pulmonaires se prennent, et il en résulte des attaques de toux convulsive, la coqueluche, des convulsions, ou bien un assoupissement apoplectique. Ces deux dernières affections doivent être surveillées et combattues dès leur apparition, sous peine de voir bien souvent l'enfant périr très-promptement. L'assoupissement surtout doit être considéré comme une véritable congestion du sang vers la tête et être traité par des sangsues appliquées derrière les oreilles et par des sinapismes aux mollets et aux pieds.

La période de l'enfance, de deux à sept ans, sans présenter autant de dangers que la première enfance, est cependant sujette à des incommodités qu'il faut encore surveiller avec soin : les os peuvent se ramollir, des glandes peuvent se développer au cou, dans le bas-ventre, et c'est ainsi que, souvent d'une manière insensible, s'établissent les scrofules, le carreau et les autres affections de même nature; c'est aussi l'époque où se développent les vers et toutes les affections aiguës, telles que la coqueluche, la rougeole, la scarlatine, le croup. C'est à cet âge que le régime doit être sain et nourrissant, l'exercice du corps varié, l'habitation saine et salubre, et joindre à ces précautions l'usage des tisanes amères et dépuratives, patience, bardane, douce-amère, houblon, etc.

Nous arrivons aux précautions à prendre dans la seconde enfance; c'est encore l'époque des affections rachitiques et scrofuleuses, celle des déviations de la colonne vertébrale et de la poitrine. On doit visiter très-souvent et avec soin le corps de l'enfant, pour s'assurer s'il n'existe pas de commencement de bosses ou de difformités en avant ou en arrière du corps; rectifier immédiatement les mauvaises directions des os. Il faut redoubler alors l'emploi des moyens hygiéniques : l'exercice, l'insolation, les frictions sèches ou faites avec des spiritueux aromatiques, tels que eau-de-vie camphrée, eau de lavande, etc., etc., et laisser le corps se développer par des jeux et des courses continuels, au lieu d'astreindre l'enfant à l'étude sédentaire. Il est bien nécessaire d'observer alors s'il ne se livre pas à des habitudes sur lui-même. Lorsqu'on s'aperçoit que sa voix s'altère, que sa figure se décolore, que ses yeux perdent leur vivacité, qu'il recherche la solitude, on peut juger qu'il s'adonne à ce vice que nous n'avons pas besoin de nommer, le plus funeste fléau de l'enfance, en ce que son action fatale s'étend sur tout le reste de la vie, en entravant le développement du corps et de l'intelligence.

L'intervalle qui est consacré à l'adolescence dans la vie de l'homme ne se passe guère sans que le corps n'éprouve quelques dérangemens dus à l'influence d'un phénomène entièrement nouveau, c'est-à-dire l'établissement de la faculté génératrice, non plus qu'aux derniers efforts qu'emploie la nature pour donner à tous les organes le degré de force qu'ils ne dépasseront plus. C'est à cette époque que prédomine l'excitation nerveuse et sanguine, comme le prouvent les saignemens de nez, les fièvres inflammatoires et les phlegmasies actives, dus à la prédominance des organes reproducteurs comme aussi à l'impulsion irrésistible aux excès de tout genre; il y a donc alors exubérance de vie. C'est aussi une raison pour surveiller la direction vicieuse que peuvent prendre certains organes. Ainsi, chez les femmes, il importe de veiller à la régularité de l'évacuation mensuelle, et il n'y a guère que la chlorose qui exige des moyens toniques et perturbateurs.

Le commencement de l'âge adulte se ressent encore des orages de l'adolescence, comme le démontre la disposition à la phthisie pulmonaire, qui se prolonge jusqu'à trente-six ans et même au-delà. Mais à cette époque, il s'établit une prédominance marquée vers le foie et tout le système veineux du bas-ventre, d'où résultent toutes les affections qui dépendent de l'engorgement pléthorique des viscères abdominaux; de là la formation des hémorrhoïdes, de l'hépatite, de l'ictère, de l'hypocondrie. La goutte, les rhumatismes, les dartres, l'asthme commencent aussi à se montrer; mais il faut dire que ceux qui n'ont pas abusé de leur jeunesse et qui sont d'une bonne constitution, échappent facilement à toutes ces maladies, sauf les accidens imprévus auxquels l'homme est exposé par les passions de toute espèce qui le tourmentent alors, et surtout par celles d'ambition et d'amour.

L'âge mûr ayant triomphé des révolutions dont nous venons de tracer une esquisse rapide, est l'époque de la santé la plus soutenue, et résiste en conséquence avec plus d'énergie à l'influence de toutes les causes dont nous avons fait l'énumération. Mais il arrive, pour les femmes, une importante révolution déterminée par la cessation des règles. Cette époque, qui s'annonce ordinairement vers quarante-cinq ans, ne se passe guère sans quelques orages; elle se complique souvent d'une foule d'affections nerveuses, de squirrhes, de congestions dans le bas-ventre, du cancer des mamelles. Les femmes qui sentent les premières atteintes de ces maux, doivent alors user des plus grandes précautions pour en prévenir ou en arrêter le développement, et pour cela, elles doivent consulter sans retard un médecin éclairé.

Arrivé à soixante ans, l'homme a déjà commencé à décroître; il touche aux premières infirmités, et, à mesure qu'il avance, il est de plus en plus assiégé par les affections résultant de l'affaiblissement général des organes. C'est ainsi que s'explique la rareté des vieillesses sans maladie et la tenacité de celles-ci. En effet, la peau sèche et rugueuse se refuse aux sueurs critiques; le ralentissement de la circulation du sang rend faciles les congestions latentes dans les poumons et le bas-ventre. Les sens ne perçoivent plus que des impressions affaiblies; le poumon ne se dilate qu'avec peine; les facultés intellectuelles subissent une remarquable dégradation. Le marasme sénile se révèle dans toute l'économie par le défaut d'une nutrition active; en un mot, la faiblesse générale est le caractère prédominant de tout l'organisme, à mesure qu'on avance en âge. Toutes les affections qui assiègent la vieillesse sont donc le résultat d'un dépérissement progressif et d'une tendance forcée vers la dissolution du corps. On doit donc se faire une idée des soins hygiéniques que réclame une telle position. Il faut s'efforcer de relever les forces vitales et de les entretenir dans un état, dans un degré de force suffisans. Ainsi, la saignée ne doit être employée que dans les affections très-prononcées du cœur et dans les menaces d'apoplexie. On retirera plus d'avantage d'un régime stimulant et tonique, tel que les vins vieux, le quinquina, le camphre, les vésicatoires et tous les dérivatifs qui peuvent réveiller l'énergie. On favorisera la transpiration de la peau par des frictions sèches ou variées, et par des mouvemens actifs plus ou moins imprimés aux membres. On pourra suppléer certaines excrétions au moyen des cautères, des sétons, des purgatifs légers qui, en même tems, préviendront l'hydropisie, l'apoplexie, et rendront moins aigus les accès de goutte et de rhumatisme. Les voies urinaires seront surveillées avec d'autant plus de soin, que c'est par là que pêchent presque tous les vieillards, soit par incontinence d'urine, soit par difficulté de les rendre; d'où résultent la colique néphrétique, la dysurie, la strangurie ou le pissement de sang. En général, à 60 ans, il faut adopter un régime conforme au tempérament, aux habitudes, à la constitution; c'est le seul moyen d'avancer sans infirmité dans l'âge et de prolonger les douceurs de l'existence. Mais, ce qu'il faut surtout, c'est de se soustraire aux tributs imposés à la crédulité et à la faiblesse par le charlatanisme des annonces dans les journaux, en repoussant tous ces prétendus spécifiques annoncés par des hommes coupables ou ignorans. Tous ces élixirs, tous ces grains de santé, ces poudres, ces sirops de longue vie et autres préparations cupides, doivent être proscrits à tout âge, mais surtout dans la vieillesse, si avide, du reste, à se rattacher aux moindres rameaux pour échapper au naufrage auquel nul n'échappe.

Nous pensons avoir fourni sur l'hygiène privée les règles les plus importantes à suivre. S'il s'était agi d'un cours complet, nous aurions dû entrer dans des détails scientifiques, qui, à notre point de vue, n'auraient présenté ni intérêt, ni utilité aux personnes pour lesquelles nous écrivons.

Nous passons donc à l'économie domestique.

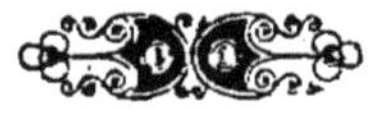

DE L'ÉCONOMIE DOMESTIQUE.

CHAPITRE XXII.

Le cadre dans lequel nous devons rester ne nous permettant pas tous les détails attachés à ce titre, nous nous bornerons aux connaissances indispensables, en ne rapportant que les formules les plus utiles.

Bouillon très-nourrissant que l'on peut faire en moins d'une heure.

Prenez 250 gr. de rouelle de veau; coupez-là en petits morceaux comme des dés à jouer; mettez-là ensuite dans 1,000 grammes d'eau (un litre) avec une cuillerée de riz. Lorsque l'eau est réduite à demi-litre, ce qui arrive en moins d'une heure, retirez le pot, passez le tout en pressant le veau et le riz, et laissez reposer le bouillon pendant un moment.

Bouillon coupé de Lait, pour le Rhume.

Avant que le pot au feu soit salé, puisez avec une cuillère, dans la partie où se fait l'ébullition, une demi-tasse environ de bouillon; mettez-y deux fois autant de lait; ajoutez 60 grammes de sucre, en remuant bien ce mélange avec la cuillère, pour diviser les parties graisseuses, et vous aurez un breuvage qui remplacera le looch.

Bouillon végétal.

Prenez : carottes, 750 grammes; persil, 60 grammes; feuilles de céleri, 60 grammes; panais, 250 grammes; navets, 250 grammes; poireaux, 250 grammes; oignons frais, 60 grammes; oignons brûlés, durs, 120 grammes; girofle, 6 clous.

On incise toutes ces substances, on les place dans un bain-marie; on verse dessus tout juste la quantité d'eau nécessaire pour les baigner; on couvre le vase et l'on maintient bouillante l'eau entourant le bain-marie jusqu'à ce que les légumes soient très-cuits; on passe alors avec expression et on ajoute la quantité de sel marin nécessaire.

Avec cet extrait, qui peut se conserver dans cet état pendant plusieurs années, on prépare instantanément le bouillon au moment du besoin.

Pour cela on fait une solution de 20 grammes de gomme arabique dans un litre d'eau, et on ajoute, pendant qu'elle est chaude, la quantité d'extrait nécessaire pour lui donner un arôme agréable ; salez si c'est utile, et enfin ajoutez un peu de gelée de viande si vous voulez lui donner le goût de bouillon gras.

Conservation des Viandes crues.

Prenez de la suie de cheminée, mettez-là dans l'eau, et vous aurez ainsi une saumure de suie ; plongez dans un vase la viande pendant six à huit heures ; retirez-là pour l'essuyer, et on la conservera ainsi comme si elle avait été fumée. Ce nouveau procédé conserve à la viande son poids, son volume et tous les sucs nutritifs.

Moyen de préserver le Poisson de la putréfaction.

On lui fait jeter un bouillon dans un vase de terre, avec peu d'eau et un peu de sel ; il peut rester dans cette eau deux ou trois jours sans se corrompre, parce qu'il tombe au fond du vase et que l'eau salée le couvre entièrement. S'il fallait le garder plus long-tems, on remettrait le vase sur le feu, en ajoutant un peu de sel et une feuille de laurier-sauce. Enfin, on pourrait le soumettre à une troisième ébullition, mais sans plus.

Pour rendre mangeable le poisson qui commence à se corrompre, faites le bouillir dans une grande quantité d'eau, avec un quart de vinaigre, du sel, et un nouet de linge contenant du poussier de charbon de bois proportionné au volume du poisson. On peut remplacer ce nouet par quelques morceaux de charbon récemment retirés du feu. Ce procédé enlève le mauvais goût.

Moyen de rétablir la Viande gâtée.

Mettez la viande destinée à faire la soupe, dans le pot, avec l'eau; écumez lorsqu'elle bout; ensuite jetez dans le pot ou la marmite un charbon ardent, bien compact et sans fumée; laissez-le pendant deux minutes, il aura contracté alors toute l'odeur de la viande et du bouillon. S'il n'en était pas ainsi, on réitérerait l'opération.

S'il s'agit de faire cuire à la broche, mettez d'abord le morceau de viande dans l'eau jusqu'à ce qu'elle bouille; après l'avoir écumée, jetez un charbon ardent dans l'eau bouillante; après dix minutes, retirez la viande, séchez-là en l'essuyant, et mettez à la broche.

Il convient de manger les viandes qui ont de l'odeur, à la sauce piquante.

Moyen de conserver long-tems la Viande cuite.

Prenez un vase de terre ou de grès; rangez

par couches la viande de boucherie ou la volaille rôtie; arrosez chaque couche avec une gelée, une sauce ou du jus de rôti; fermez le vase le plus hermétiquement possible, afin que l'air extérieur n'y pénètre point. La viande se garde ainsi long-tems et est servie comme si elle venait d'être cuite.

Procédé pour rendre aux Harengs salés les qualités des Harengs frais.

Il ne s'agit que de les dessaler en les laissant plongés plus ou moins long-tems dans de l'eau, ou de les laver seulement, s'ils n'ont pas eu de sel et qu'ils commencent à vieillir; on les place ensuite pendant vingt-quatre heures dans du lait chaud. Le hareng, retiré et essuyé après ce tems, semble avoir acquis toutes les qualités et le goût de ce poisson frais.

Méthode anglaise pour saler le Beurre.

Prenez deux parties de sel de cuisine, une partie de sucre et une partie de salpêtre; pilez le tout et mêlez parfaitement; prenez ensuite pour base 30 grammes (une once) de ce mélange, pour 360 grammes (12 onces) de beurre; pétrissez à la manière ordinaire, pour que la poudre pénètre de toutes parts; mettez ensuite dans des vases épais, et ayez le soin de bien boucher. Après trois semaines de cet état, on peut s'en servir. Les agriculteurs anglais le conservent ainsi trois ans au moins, sans perdre sa consistance ferme et moëlleuse.

Moyen d'empêcher le Lait d'aigrir.

Mettez une cuillerée de raifort sauvage râpé, ou quelques-unes de ses feuilles fraîches dans une terrine de lait; il conservera sa douceur pendant plusieurs jours, soit qu'il reste exposé à l'air, soit qu'on le tienne dans un cellier. Sans cette préparation, il aigrira.

Conservation des Œufs frais.

Prenez une partie de sel de cuisine sur dix d'eau. La saumure étant faite, mettez les œufs dedans et laissez-les jusqu'à ce qu'ils tombent au fond. A ce moment ils ont subi la salaison nécessaire; on les retire alors pour les essuyer et on les conserve en caisse. Ce procédé nous vient des Chinois.

Moyen de faire le pain de Pommes de terre.

Mettez 500 grammes (une livre) de ces tubercules sur le feu, avec de l'eau froide; faites chauffer, sans bouillir, jusqu'à ce que vous puissiez enlever la peau. Cela fait, pétrissez-les avec

500 grammes de farine à laquelle vous ajouterez le sel nécessaire et un peu de levain (une cuillerée) ; formez bien la pâte en y ajoutant un peu d'eau chaude ; mettez-là devant le feu pour la faire fermenter et lever, et ensuite dans un four très-chaud. On obtient ainsi un pain de bonne consistance et d'un goût excellent.

Moyen de conserver les Pommes de terre.

On en remplit un panier et on le plonge pendant 3 ou 5 minutes dans l'eau bouillante. On les fait ensuite sécher en les étendant sur une claie ; après quoi on les porte au grenier. Cette préparation les empêche de fermenter au printems et de prendre le goût de pousse.

Moyen de conserver les Carottes, les Panais et les Betteraves pendant tout l'hiver.

Récoltez ces racines peu de tems avant qu'il gêle et placez-les dans une caisse plate, de la manière suivante : Enterrez la racine dans le sable jusqu'au col de la plante, en formant un plan incliné. Il faut donc autant de caisses que de couches, afin que la tête de la plante soit toujours découverte. Par ce moyen les racines se conservent fraîches. Il faut avoir soin de les reprendre avec ordre, quand on en a besoin, pour ne point déranger la couche de sable.

Conservation des Légumes, d'après APPERT.

Prenez des bocaux de verre sans défauts ni fêlures, mettez les substances dedans : bouchez bien avec du liége, et assurez les bouchons par deux fils de fer en croix. Si les bocaux contiennent des liquides, il faut laisser 8 à 9 centimètres vides (3 pouces) avant le bouchon, et 5 à 6 centimètres seulement, s'ils sont remplis de choses solides. Cela fait, vous enveloppez chaque bocal dans un sac de grosse toile ou treillis, et vous rangez les vases debout, dans une chaudière d'eau froide, de manière qu'ils soient baignés jusqu'à la partie laissée vide. On couvre ensuite la chaudière de son couvercle entouré d'un linge mouillé.

On met le feu sous la chaudière, de manière que les légumes cuisent au bain-marie : l'oseille, la laitue, la poirée, le cerfeuil ne demandent qu'un quart-d'heure; les choux-fleurs épluchés et coupés veulent une demi-heure ; les carottes, betteraves, salsifis, une heure ; les haricots blancs, deux heures ; les artichauts en quartiers, une demi-heure; les fèves, les petits pois, une heure et demie quand la saison est fraîche et humide, et deux heures, quand il y a sécheresse. Les asperges ne doivent avoir qu'un bouillon. Le tems révolu, on retire chaque chose à son tour ; et le lendemain, ou plus tard, on range les vases sur des planches, à la cave ou dans tout autre endroit tempéré et à l'ombre. Il faut employer d'abord les bocaux qui seraient étoilés, et dont le bouchon serait mal assujetti.

Conservation des Concombres, Citrouilles et Tomates.

Coupez par morceaux, après les avoir pelés et vidés, les concombres; mettez-les dans une casserole sur un feu vif, avec très-peu d'eau; s'ils sont bien juteux, ne mettez pas d'eau. Lorsqu'ils sont baignés dans leur jus, faites-les bien égoutter, en les pressant sur une passoire; puis remettez-les dans la casserole, avec sel et poivre, et faites-les bien réduire. Cela terminé, retirez du feu, et versez dans des petits bocaux, après refroidissement complet. Puis recouvrez la surface d'une couche de beurre fondu, ou de deux centimètres d'huile à salade. Bouchez soigneusement et placez dans un endroit frais.

On traite le potiron ou citrouille de la même manière. Seulement, comme c'est moins aqueux que le concombre, on ajoute quantité suffisante d'eau, pour opérer une parfaite coction.

Cette conserve de potiron convient à de forts bons soufflés de ménage. Il suffit d'ajouter à cette bouillie du sucre, du blanc d'œuf battu et des lames d'amandes, puis de la faire cuire sous le four de campagne, comme on a coutume de traiter les soufflés. On aromatise avec un peu d'eau de fleurs d'oranger.

Pour les tomates, on leur ôte la queue sans les peler et on les met, sans eau, sur un feu vif, en les retournant. Ainsi grillés, on les exprime, en les pressant sur une fine passoire. On laisse écouler le jus abondant qu'elles fournissent, et les tomates sont remises sur le feu, dans une casserole, pour réduire autant que possible. On les assaisonne avec un bouquet garni et un peu de laurier. On les met ensuite en bocaux comme ci-dessus et on les tient toujours au frais pour éviter la fermentation.

Conservation de l'Oseille, des Epinards et de la Chicorée.

Triez, épluchez, faites blanchir de l'oseille; égouttez-la sur une passoire : faites-la cuire ensuite à feu vif, avec un peu d'eau, en la retournant souvent avec une écumoire. Quand elle est cuite, égouttez-la avec expression et faites-la encore réduire en la remettant sur le feu. Après complète réduction, assaisonnez-la comme les tomates, bouchez et conservez de même.

L'opération est la même pour la chicorée et les épinards; seulement il est inutile de faire blanchir ce dernier légume.

Moyen de préparer les Cornichons.

Prenez, autant que possible, des cornichons récemment cueillis. Nettoyez-les bien avec une brosse de crin. Coupez la queue et la pointe. Mettez-les tremper dans de l'eau salée pendant 24 heures. Versez la saumure et faites égoutter les cornichons sur une toile. Après cinq heures de cet état, on les place dans un pot en grès, par couches, avec de l'estragon, de la passe-pierre et de l'ail, quelques clous de girofle, quelques morceaux de canelle. On recouvre le tout d'une couche de thym bien épluché. Pendant ces dispositions, on a fait chauffer, presque jusqu'à ébullition, du vinaigre ordinaire, auquel on a ajouté du sel et un peu de sel ammoniac ; on a enlevé l'écume légère qu'a fournie ce liquide, il ne s'agit donc que de le verser doucement sur les cornichons, pour réserver au fond du vase le dépôt qui se forme ordinairement. On bouche le pot pour trois jours ; après ce tems, on soutire le liquide, on le fait bouillir pendant quelques minutes, pour séparer l'écume qui se présente, on le remet ensuite dans le bocal comme la première fois, et pour deux jours. Le troisième jour, on soutire le liquide et on le remplace par du nouveau vinaigre chauffé jusqu'au point de l'ébullition. On bouche alors le pot, le plus hermétiquement possible, et l'opération est terminée.

La couleur verte des cornichons du commerce tient à l'emploi du cuivre.

Moyen de préserver le Fruit de la gelée.

Etendez sur un plancher un fort lit de paille bien sèche, mettez-y le fruit, couvrez-le d'un lit plus léger de foin bien sec, et enveloppez le tout d'une toile mouillée. Il faut tendre un peu la toile avant de la poser et l'arranger sans plis sur le fruit. On arroserait ensuite légèrement les endroits qui sécheraient.

Cette opération peut combattre les plus fortes gelées.

Conservation des Pommes.

Remplissez un tonneau de pommes, ou tout autre vase, en laissant en haut dix centimètres de vide, du 1er au 15 décembre. Garnissez le vide de branches de genevrier, et couvrez de planches que l'on charge d'une grosse pierre. Remplissez le vase d'eau pure. Cela fait, les pommes peuvent rester jusqu'à la Pentecôte, et même plus. Il faut, pour les retirer, se servir d'une cuillère en écumoire recourbée sur son manche, et ne retirer que la planche qui lui donne passage. Les pommes prennent un goût vineux et sont pelées très-facilement.

Sirop de Poires, propre à remplacer le sucre.

On prend ce fruit doux et juteux, on le pèle et on lui ôte les pépins, on le frotte sur une ratissoire, et on mêle avec moitié autant d'eau la bouillie qui en provient. Ensuite on met le tout dans de petits sacs de toile, pour être soumis au pressoir ; puis l'on met le jus dans une bassine, et on le fait bouillir avec de la craie. On l'écume bien et on le passe à la chausse. Trois parties de ce sirop équivalent à deux de sucre.

Procédé pour conserver, sans altération, le Vin en perce.

Il suffit de verser dans le tonneau une bouteille d'huile d'olive fine. M. Ymery, de Toulouse, qui donne ce moyen, en a constaté l'efficacité sur des tonneaux qui, vidés par bouteille, ont duré plus d'une année sans la moindre altération. Il est évident que l'huile répandue en couche légère sur la surface du vin, empêche, non-seulement l'évaporation de l'alcool, mais encore la combinaison de l'air atmosphérique qui le rendrait acide.

Moyen de corriger le Vin qui s'aigrit.

Prenez des noix sèches, mettez-les sur des charbons ardens, contenus dans un réchaud, et à mesure qu'elles sont bien allumées, jetez-le dans le vase qui contient le vin, dans la pro portion d'une par six décalitres. Bouchez le vas et n'en buvez que trois jours après.

Moyen de rendre à la Bière aigrie sa bonne qualité.

Prenez des écailles d'huître bien calcinées, o bien un peu de craie fine ou de blanc d'Espagne Un de ces ingrédiens corrigera l'acidité, et ren dra la bière vigoureuse et pétillante; mais il n faut pas la garder long-tems après cette opéra tion, car elle se gâterait.

Moyen de bonifier la Bière mise en perce et vieillie.

Mettez une demi-cuillerée à café de sel d'ab sinthe par pinte et vous lui rendrez sa premièr qualité. Elle pétillera dans le verre, comme du porter en bouteille.

Moyen d'empêcher la Bière de s'aigrir.

A Ausbourg et aux environs, où l'on brasse de très-bonne bière, on a le soin de placer dans la tonne un sachet de racine fendue et sèche de la plante appelée Glum, en allemand, en français Benoîte, Galiote ou Recise, et en latin *Cariophyllata lutea*, autant pour donner à la bière un goût agréable que pour la préserver de toute aigreur. Il faut cueillir cette plante avant la Saint-Jean, parce que c'est alors qu'elle est dans sa force.

Moyen de faire le Vinaigre de Cidre.

Prenez une bouteille de bon cidre, ajoutez-y quatre petits verres d'eau-de-vie et laissez aigrir.

BOISSONS ÉCONOMIQUES.

Nouvelle préparation de l'Hydromel vineux.

Prenez 6 kilos de miel despumé, 64 grammes de crême de tartre soluble, 96 grammes de fleurs de sureau, 18 kilos d'eau commune, et 1 kilo de levure de bière; faites infuser les fleurs de sureau dans l'eau bouillante, et au bout d'un quart-d'heure ajoutez la crême de tartre. Lorsque l'infusion est presque froide, faites-y dissoudre le miel et mettez ensuite la levure; placez le vase à une température de 25° centigrades, et après quinze jours de fermentation, on a une boisson agréable et salubre. On peut doubler la quantité d'eau, et l'hydromel est encore très-bon.

Autre Boisson.

Prenez : pommes et poires séchées au four,

60 livres (30 kilos) ; mettez dans un tonneau et versez dessus 60 bouteilles d'une infusion de 500 grammes de fleurs de sureau, bien chaude, 190 bouteilles d'eau (2 hectol. et 30 litres) ; laissez en macération pendant douze jours ; ajoutez 2 litres de bonne eau-de-vie, et le treizième jour vous pouvez mettre en bouteille ou user à la pièce.

Autre.

Prenez un tiers d'hectolitre de pommes séchées au four, même avant leur maturité (pommes tombées) ; mettez-les dans un tonneau, et versez dessus un demi-hectolitre d'eau bouillante. Après quatre jours, remplissez le tonneau d'eau de pluie ou de source ; ajoutez 1 kilog. de cassonade commune, et laissez quinze jours. Après cela, consommez.

Ces boissons sont très-salutaires et peuvent remplacer le vin.

Moyen d'empêcher les Cheminées de fumer.

Placez au haut de la cheminée un châssis avec une porte de chaque côté, suspendue sur ses gonds et tenue ouverte au moyen d'une mince tringle de fer courant de l'une à l'autre et attachée à un crampon à chaque bout par un anneau. Quand il n'y a pas de vent, ces portes sont en repos, et chacune forme un angle de 45°, qui diminue du côté du vent en proportion de sa force, et s'élargit dans la même proportion du côté opposé. Quand le vent est fort, la porte qui lui est opposée se ferme pendant que celle qui est vis-à-vis s'ouvre aussi large que possible. Si le vent frappe un angle du châssis, il ferme les deux portes, et les ouvre s'il frappe du côté opposé. Ce mécanisme simple et peu dispendieux a toujours réussi.

Manière prompte et certaine d'éteindre le feu qui a pris à une cheminée.

Dès l'instant qu'on aperçoit l'incendie, il faut étaler le plus largement possible tous les tisons et toute la braise qui sont dans le foyer; on jette dessus 5 à 6 poignées de soufre pilé, ou de fleur de soufre; on enferme le mieux possible l'ouverture, soit avec une table, une porte, ou le devant de cheminée; on couvre avec un drap mouillé, fortement retenu au-dessus et sur les côtés pour empêcher l'air extérieur. — Le soufre jeté sur les charbons s'enflamme sur-le-champ; il s'empare de suite de tout l'oxigène de l'air contenu dans la cheminée : la combustion et la flamme cessent à l'instant. Pouvant, par ce moyen simple et facile, éviter de grands désastres, il serait bon d'avoir la précaution de tenir en réserve, dans chaque ménage, deux livres au moins de soufre pulvérisé, pour s'en servir en cas d'accident. Il est important de ne pas déboucher la cheminée avant que la combustion du soufre ne soit entièrement terminée et la cheminée complètement refroidie.

Composition pour réparer le Linge roussi ou presque brûlé.

Faites bouillir, dans un demi-litre de vinaigre, 60 grammes de terre à foulon, 30 grammes de fiente de poule, 15 grammes de savon entier, et le jus de deux oignons, jusqu'à ce que le tout ait pris consistance; versez de cette bouillie sur toutes les parties endommagées, et si elles n'étaient pas tout-à-fait brûlées, après l'avoir laissée sécher dessus et bien lavée une ou deux fois, les endroits lésés reprendront toute leur blancheur.

Manière de composer l'Eau à détacher.

Prenez 30 grammes (une once) d'alcali volatil; mélangez avec 250 grammes (8 onces) d'eau; mouillez la partie tachée, et brossez. Il faut, pour conserver cette eau, la tenir bien bouchée.

Nous terminerons ce chapitre par une leçon d'économie, rapportée dans *Le Guetteur* de Saint-Quentin, du 31 mars 1853 :

« Le célèbre calculateur Henri Mondeux, se trouvant la semaine dernière dans la rue du Faubourg-Saint-Antoine, à Paris, une jeune femme de ce faubourg reprochait à son mari d'être toujours attablé dans un cabaret où il perdait au jeu l'argent qu'il gagnait par son travail, tandis qu'il ferait mieux d'économiser pour leurs vieux jours.

» Bah, bah! » répondit le mari, « un ouvrier » ne gagne pas assez pour songer à l'économie; » cela me ferait des privations sans résultats rai- » sonnables.

— » Vous avez tort, » lui dit Mondeux, en se » mêlant à l'entretien, « et je vais vous le prouver » de suite. Ecoutez-bien.

» Quelques personnes qui passaient, s'étant groupées autour du calculateur, prêtèrent l'oreille par curiosité, et dans le nombre peut-être il s'en trouva plus d'une à qui le calcul fort simple, mais fort vrai, aura profité.

» La perte d'un jour de travail, » disait l'homme- » chiffre, « représente, pour un bon ouvrier, » 2 fr.; sa dépense en boisson et sa perte au jeu » représentent au moins 1 fr. 25 c.; les dégâts » qu'il cause, les habits qu'il déchire et les in- » dispositions qui suivent toujours une journée » de débauche, représentent encore 75 c.; ainsi » voilà pour l'ouvrier qui chôme une journée, » une perte de 4 fr., et si ce chômage se répète

» chaque semaine, cette perte représente, à la
» fin de l'année, une somme de 208 fr., et dé-
» passe, au bout de 30 ans, 12,000 fr. Voilà donc
» 12,000 fr. de perdus ; et si l'on ajoute à cette
» somme 3,000 fr. que l'usage régulier de l'eau-
» de-vie fait perdre en 30 ans, voilà un capital
» de 15,000 fr. absorbé en pure perte par l'ou-
» vrier dont le salaire est de 2 fr. par jour. Ces
» 15,000 fr. eussent été une fortune pour cet ou-
» vrier et lui eussent permis d'assurer un avenir
» à ses enfans, s'il en a, et du pain pour ses vieux
» jours. Vous voyez bien, » ajouta Mondeux, « que
» votre femme a raison de vous conseiller l'éco-
» nomie.

— » Tiens, tiens, » répliqua l'ouvrier, « je ne me
» doutais pas que j'absorbais ce capital ; merci,
» monsieur, de me l'avoir appris : » et ce disant,
» par reconnaissance, il voulait entraîner le cal-
» culateur au cabaret et lui payer un litre à
» douze ; mais le donneur d'avis en chiffres s'était
» déjà éloigné. »

Cet ouvrage étant principalement destiné aux classes laborieuses, doit contenir tout ce qui peut leur être le plus utile. Il est possible d'ailleurs que, dans quelques occasions, il forme seul leur bibliothèque. Aussi trouvons-nous à-propos de citer tous les cas d'asphyxies et d'indiquer les premiers secours, selon l'ordre dans lequel ils doivent être administrés, en attendant un médecin.

Il en est de même pour les cas d'empoisonnemens; mais au lieu de nous occuper des poisons et d'entrer dans des détails qui pourraient être plus dangereux qu'utiles, nous nous bornerons à indiquer les moyens les plus efficaces qu'il convient d'appliquer dans ces circonstances désastreuses.

CHAPITRE XXIII.

A. *Asphyxie par le charbon* (gaz acide carbonique.)

De toutes les asphyxies par les gaz méphitiques, celles produites par la vapeur du charbon sont les plus fréquentes. C'est ce moyen que beaucoup de suicides choisissent. Quelquefois aussi c'est le résultat de l'ignorance ou de l'imprudence. De quelque manière que l'accident arrive, les secours n'en sont pas moins les mêmes.

1°. Retirer l'asphyxié du milieu asphyxiant, le placer dans un lieu frais et aéré, à l'air libre si l'on peut. Deshabillé entièrement, on le maintiendra sur une chaise ou un fauteuil. On exercera sur la poitrine et le ventre quelques compressions intermittentes avec les mains pour imiter les mouvemens respiratoires. Après cinq minutes de ces tentatives, on jettera au visage seulement, non ailleurs, et à un mètre de distance, de l'eau à pleins verres, fortement et successivement. Plusieurs personnes sont utiles, afin de ne pas laisser d'intervalles. Toutes les dix minutes on renouvellera les compressions indiquées.

Lorsque la respiration est rétablie et que le

malade éprouve des frissons et du tremblement, cesser les affusions, et l'entourer d'une couverture bien chaude.

Enfin, le malade étant couché, employer des boissons acidulées, des lavemens ou autres moyens dont le docteur réglera le choix, selon les circonstances.

Si l'appartement était infecté, on y ferait jeter 15 à 20 seaux de l'eau la plus froide, afin de ne pas exposer ceux qui porteraient des secours. Ce rafraîchissement serait d'ailleurs pour le malade un premier soulagement.

La braise produit les mêmes accidens : c'est donc le même traitement; comme aussi lorsque les causes dépendent d'une cuve en fermentation. — Il est à remarquer que, dans aucune asphyxie, la chaleur animale ne s'éteint aussi lentement que dans celle par le charbon.

B. *Asphyxie des Noyés* (par submersion).

On est bien convaincu aujourd'hui que le noyé ne meurt pas par l'eau qu'il a avalée; il ne saurait donc plus être question de les suspendre par les pieds; mais de combattre une apoplexie, une syncope, une paralysie subite d'organes essentiels à la vie, une commotion cérébrale, ou une violence qui a agi sur l'estomac.

Plus le séjour sous l'eau a été court, plus on doit compter, en général, sur les chances de succès. Il est certain pourtant que quelquefois une minute a suffi pour déterminer la mort, principalement chez les individus en état d'ivresse. Mais on a des exemples aussi de résurrection après une heure de submersion. Il s'agit donc d'employer activement et long-tems les moyens suivans :

1°. Déshabiller le noyé, s'il a des vêtemens, éponger le corps, lui mettre une chemise ou un peignoir, ainsi qu'un bonnet de laine, le poser sur une paillasse ou un matelas placé sur une table, l'entourer de deux couvertures de laine : la tête un peu penchée du côté droit, et la bouche ouverte, afin de favoriser l'écoulement de l'eau.

2°. Insuffler de l'air avec ménagement à l'aide du tuyau d'un soufflet introduit dans une narine, ayant soin de tenir l'autre fermée, ainsi que la bouche.

3°. Pressions de la poitrine et du ventre, toutes les 5 ou 6 minutes, comme dans le cas précédent, et frictions sèches avec de la flanelle pour le corps et des brosses pour l'intérieur des mains et la plante des pieds. Ces frictions doivent être faites avec précaution et ménagement.

4°. Pendant les premières opérations, on aura apprêté les moyens d'appliquer la chaleur libre, d'abord avec des fers à repasser et la bassinoire; plus tard avec la baignoire à double fond.

5°. Si la respiration se rétablit, si le malade

éprouve des nausées, si la région épigastrique (le creux de l'estomac) est tuméfiée et tendue, il faut recourir aux titillations de l'arrière-bouche avec la barbe d'une plume, afin de provoquer le vomissement. Si le médecin était présent à ce moment, il pratiquerait la saignée. C'est le moment le plus direct de désemplir le système veineux, toujours gorgé en pareil cas.

6°. Aucune tentative ne devra être faite pour administrer intérieurement une substance quelconque, qu'après le rétablissement de la respiration et de la déglutition.

7°. Les frictions et l'application de la chaleur devront être continuées le plus long-tems possible; et si, après trois heures au moins de tentatives, on n'a obtenu aucun succès, il sera utile de laisser reposer le noyé pendant trois autres heures, dans la baignoire à double fond, dont on réchauffera l'eau aussi souvent que ce sera nécessaire. Pendant ces trois dernières heures, on pourra recourir, toutes les demi-heures, à quelques frictions, à quelques compressions intermittentes de la poitrine et du ventre, comme aussi à l'alcali volatil porté sous le nez.

8°. Si le noyé recouvre l'existence, il convient de le placer de suite dans un lit bassiné et de ne le déplacer qu'après avoir goûté le sommeil qui, ordinairement, survient à la suite des secours fructueux. Son état ultérieur appartiendra au médecin.

C. *Asphyxie par strangulation* (des pendus).

Cette asphyxie a beaucoup d'analogie, sous plusieurs rapports, avec celle que nous venons de décrire : dans l'une, c'est l'eau qui empêche d'aspirer ; dans l'autre, c'est le lien qui serre le cou, et ce lien s'oppose encore à ce que l'air contenu dans les poumons puisse en sortir. Le résultat est donc la suffocation apoplectique, comme dans la submersion, mais avec plus de promptitude. Ici, la première recherche à faire consiste à s'assurer si les vertèbres cervicales ont conservé leur union ; car si la première vertèbre (l'atlas) était séparée de la seconde (l'axoïde) ou luxée, la compression, le tiraillement ou l'arrachement complet de la moëlle épinière dispenserait de secours ; toute innervation commune et congénère du cerveau et du rachis devenant impossible, il y a destruction complète de la vie.

Ainsi, nous admettons que le lien est placé de manière à comprimer les gros vaisseaux du cou et à empêcher le reflux du sang des parties situées au-dessus de la constriction, d'où résulte l'apoplexie ; ou que le lien placé entre le larynx et l'os hyoïde ferme aussitôt, par l'abaissement de l'épiglotte, l'entrée du larynx, et que, s'appuyant aussi sur l'angle de la mâchoire et sur l'apophyse mastoïde, ne comprime pas assez les vaisseaux du cou pour empêcher le retour du sang vers le cerveau, d'où suffocation. Ces deux cas peuvent se trouver réunis par la position du lien qui, alors, comprimerait dans une direction horizontale, au-dessous du larynx, la trachée-artère et les vaisseaux du cou.

Cette asphyxie exige presque le même ordre de soins que la précédente, avec cette différence cependant qu'on n'aura à s'occuper des moyens de rétablir la chaleur que dans les cas seulement où le corps serait resté exposé à une température basse pour qu'il y eût refroidissement complet. Mais, hâtons-nous de le dire, il faut que chacun soit bien convaincu que l'on n'a pas besoin de la présence d'une autorité quelconque pour couper le lien du pendu, car de là dépend souvent le succès. Cela fait, on s'occupera : 1°. de faire les tentatives nécessaires pour rétablir la respiration, en imprimant des mouvemens intermittens sur la poitrine et le ventre; 2°. si la face est rouge et bleuacée, si les veines du cou sont gonflées, si la langue est grosse et livide, il faut saigner immédiatement sans dépasser 360 à 400 grammes; 3°. insister sur les manœuvres qui tendent à rétablir la respiration, et frictions avec l'alcali volatil sur la poitrine; 4°. si le corps est dans une chambre, on doit veiller à ce qu'elle ne soit ni trop chaude, ni trop froide, mais aérée.

D. *Asphyxie des nouveau-nés.*

Cette asphyxie peut dépendre d'un accouchement laborieux ou très-prompt avec des pertes considérables. Elle peut aussi résulter de la faiblesse de l'enfant, et souvent de la compression du cordon ombilical ; aussi observe-t-on qu'elle est beaucoup plus commune quand l'enfant vient par les pieds. Tant que cet accident ne se présente que sous les yeux des accoucheurs, ce qui est le plus fréquent, les secours, n'éprouvant aucun retard, doivent être couronnés de succès. Mais dans les campagnes, combien d'enfans trouvent la mort réelle parce qu'ils sont dans l'état de mort apparente !

D'après ce que nous avons dit, on comprendra facilement que les secours que nous indiquerons ne trouveront donc leur application que dans les cas fortuits où il n'y a ni accoucheur, ni sage-femme, et que tout individu peut employer.

1°. Vider la bouche de l'enfant avec le doigt indicateur, des matières glaireuses qu'elle contient, et faire immédiatement deux ou trois fortes insufflations de bouche à bouche ; les renouveler toutes les deux ou trois minutes.

2°. En même temps faire des frictions sur la poitrine avec la main chargée d'eau-de-vie.

3°. Si, après vingt minutes de ces manœuvres,

la respiration n'est pas rétablie, on place l'enfant dans un bain à 35° centigrades, composé de moitié vin et eau, ou d'un tiers d'eau-de-vie et deux tiers d'eau. Pendant qu'il est dans le bain, on continue les frictions et aussi les insufflations.

4°. Aussitôt que l'enfant donne signe de vie, il faut cesser les insufflations, mais continuer les frictions en les portant même alors sur le dos.

5°. Lorsque la respiration est bien rétablie, mais que les soins ont duré long-tems, on administre un petit lavement miellé.

Il ne faut point se décourager dans ces cas. Nous avons eu des occasions où la vie ne s'est manifestée qu'après deux heures et quelquefois plus, d'efforts incessans; mais, très-souvent nous obtenons cet heureux résultat au bout de demi-heure.

E. *Asphyxie par le chaud.*

L'aspiration d'un air trop chaud ou l'exposition trop subite à des températures fort élevées, peuvent déterminer des asphyxies. Il est évident que cette raréfaction de l'air dans les poumons, comme aussi celle du fluide sanguin dans les cellules capillaires, où il est en contact immédiat avec cet air trop chaud, produiront des effets consécutifs d'autant plus graves que le passage d'un air froid à cette autre température tout opposée aura été brusque et instantané.

Les secours, dans cette circonstance, consistent : 1°. à transporter le malade dans un endroit moins chaud, mais pas trop froid ; le débarrasser de tout vêtement qui pourrait gêner la circulation ; 2°. le placer dans un bain de pieds avec des cendres et du sel ; lui porter des odeurs fortes sous le nez ; 3°. aussitôt qu'il peut avaler, lui donner de l'eau froide acidulée avec du vinaigre, par gorgées, et des lavemens également froids, mais plus vinaigrés que la boisson ; 4°. si le médecin tardait à arriver, on ferait bien d'appliquer 4, 6, 8 ou 10 sangsues derrière les oreilles, selon l'âge du malade.

Si l'asphyxie était déterminée par le soleil, on ajouterait à ces soins les applications d'eau froide sur la tête.

F. *Asphyxie par le froid.*

Les causes ici sont une longue exposition à une température trop froide ; l'usage des boissons fortes et de l'eau-de-vie, même à petites doses, avant de s'exposer au froid ; l'abandon au sommeil tant qu'on est à l'air libre. Cette asphyxie produit l'apoplexie, par suite de la crispation du système circulatoire cutané et pulmonaire.

Dans ces sortes de cas, il est de la plus haute importance de ne rétablir la chaleur que lentement et par degrés.

1°. Transporter avec précaution, sans mouvemens brusques, et entouré d'une couverture, le malade dans une chambre dont les portes et les fenêtres seront ouvertes, afin que la température n'en soit pas plus élevée que celle de l'air extérieur.

2°. Le déshabiller et le couvrir d'un drap trempé dans l'eau froide, à la glace si on le peut; ou bien le mettre dans une baignoire pourvue d'eau froide, et s'il se forme des glaçons à la surface, on aura le soin de les retirer.

3°. Lorsque le corps commencera à dégeler, que les membres auront perdu leur raideur, on fera exercer à la poitrine et au ventre des mouvemens oscillatoires, afin de provoquer la respiration; et en même temps des frictions sur le corps avec des linges trempés dans l'eau froide, ou mieux avec de la neige, s'il y en avait. On passe ensuite graduellement à des frictions sèches, à des linges chauds pour frictionner; enfin à une enveloppe chaude. Si le malade était dans un bain, on augmenterait la température de 4° de dix en dix minutes jusqu'à 34° centigrades.

4°. Lorsque le malade commence à devenir chaud, ou qu'il se manifeste des signes de vie, on l'essuie avec soin et on le place dans un lit dont la chaleur doit être égale à celle de son corps. Point de feu dans la pièce avant que l'asphyxié n'ait recouvré sa chaleur naturelle. Alors on lui administre une tasse de thé ou de camomille avec quelques gouttes d'eau-de-vie. Cette boisson ne doit être que tiède, pour éviter une impression fâcheuse dans la bouche et sur toute la membrane muqueuse.

G. *Asphyxie par les gaz des fosses d'aisances, des égoûts, des puits et des citernes.*

Les personnes employées à ces divers moyens de curage sont exposées à des accidens qui se représentent souvent. Cela tient à ce que les ouvriers de cette profession sont insoucians et négligens pour toutes précautions utiles. Cependant des personnes aussi, étrangères à ces travaux, peuvent se trouver quelquefois exposées à ces sortes d'asphyxies.

Pour tous ces cas, l'ordre des secours est le même que dans l'asphyxie par le charbon. Seulement on doit commencer par asperger les vêtemens et le corps de l'asphyxié, d'eau chlorurée.

H. *Asphyxie par odeurs de fleurs ou de fruits.*

Cet article n'embrasse que des causes spéciales et comme idiosynchrasiques, fondées sur telles ou telles sympathies ou antipathies portées au plus haut degré. Ainsi le lys, le jasmin, la tubéreuse, l'oranger, etc., etc.; l'éther, l'ambre, le musc, etc., etc.; certaines pommes, les coings, etc., etc., procurent à quelques personnes des sensations délicieuses. Cette sympathie fait que les organes olfactifs et pulmonaires étant agréablement satisfaits, on demeure soumis à l'action prolongée de ces odeurs délétères; le cerveau s'engorge peu à peu, et enfin la fonction respiratoire se suspend.

Les secours consistent ici : 1°. à porter immédiatement le malade au grand air et à lui jeter de l'eau fraîche à la face; à lui faire sentir de l'alcali, et à faire des manipulations sur le ventre et la poitrine pour ramener la respiration. Cela obtenu, on donne quelques cuillerées de vin sucré.

I. *Asphyxie par la foudre.*

Les accidens occasionés par la foudre sont d'autant plus multipliés que, par une soumission aux tyranniques lois de l'habitude, on les provoque souvent. Ainsi on a l'usage dangereux de conjurer l'orage en sonnant les cloches. On laisse souvent portes et fenêtres ouvertes, ce qui établit des courans d'air. Si on est surpris en route par l'orage, on a l'imprudence de se mettre sous un arbre, sous un tas de foin, une haie, ou adossé à un mur, à un pilier, au lieu de continuer son chemin jusqu'à la maison la plus voisine, ou de gagner la partie de la route ou du champ où ne se trouve aucun objet élevé qui puisse attirer la foudre. On ne sait pas généralement qu'il ne faut ni s'arrêter près des gouttières de plomb, ni près des portes ou grilles en fer, en raison de la propriété qu'ont tous les métaux d'attirer et conduire le fluide électrique. On ignore aussi que la foudre passe souvent sans danger sur une surface mouillée. Enfin, on n'a pas la précaution, même chez soi, pendant un fort orage, de se placer vers le milieu de la chambre et debout; souvent, au contraire, on est assis et l'on se tient près d'une croisée, d'une porte ou d'un mur, ce qui n'est pas prudent.

Les secours à donner aux foudroyés consistent : 1°. à porter l'asphyxié au grand air, s'il n'y est déjà; le dépouiller promptement de ses vêtemens; faire des affusions d'eau froide pendant un quart-d'heure, des frictions aux extrémités, et chercher à rétablir la respiration par les compressions intermittentes de la poitrine et du ventre, ou par la saignée; 2°. pendant qu'on se livre à ces tentatives, on fait creuser une fosse en terre (le terrain le plus meuble possible). Cette fosse doit être assez longue et large pour qu'on puisse y placer le corps dans toute sa longueur.

Elle doit avoir 17 centimètres de profondeur en sus de l'épaisseur du corps. On étend l'asphyxié nu, sur le dos, de manière à ce que la tête soit plus élevée que les extrémités inférieures, et l'on recouvre légèrement tout le corps, excepté la face, de 10 centimètres de la terre extraite de la fosse. On le laisse ainsi pendant deux ou trois heures, en lui faisant de fréquentes affusions d'eau froide à la figure. Si, après ce tems, il ne se manifeste aucun signe de vie, on peut en conclure que l'action de la foudre a été assez violente pour déterminer la mort dès le principe.

Le docteur Curry conseille surtout l'électricité. Nous croyons ce moyen excellent; mais il est peu d'occasions où l'on puisse le mettre en usage, car l'accident arrive presque toujours sur des lieux où il serait impossible de se procurer un appareil électrique. Toutefois l'électricité peut encore être utile et sera toujours praticable contre les paralysies que laisse quelquefois après lui cet accident.

Le docteur Hubbart, de Newhaven, n'employait contre cette asphyxie que l'urtication, continuée pendant une heure et même plus.

Un axiôme très-connu dit : « Plus les moyens de traitement sont simples, meilleurs ils sont. » Nous sommes de cet avis; c'est pourquoi, en terminant ce chapitre, nous venons ajouter ce

que *l'Union médicale* rapporte dans son numéro de juin 1850. « L'introduction dans les poumons,
» de l'oxigène pur, peut être considérée comme
» l'antidote de toutes les asphyxies, soit par le
» charbon ou autres gaz et vapeurs délétères. Il
» conviendrait aussi chez les noyés. »

CHAPITRE XXIV.

Des Contre-Poisons et des moyens de les administrer.

Si la nature de la substance toxique est connue, il n'est pas de praticien aujourd'hui qui ne connaisse la substance neutralisante ou l'agent thérapeutique modificateur le plus approprié à la nature du poison. Mais il peut arriver que le médecin soit très-éloigné du malade ; il pourrait même se faire qu'il ne pût être informé de la substance toxique qui a été ingérée, car les symptômes sont rarement assez caractéristiques pour permettre de porter un diagnostic suffisamment probable de la nature de l'empoisonnement. La première indication qui se présente alors à tous les esprits est de provoquer des vomissemens afin d'expulser au plus tôt le poison que peut encore contenir l'estomac. Mais pour bien élucider ce point de thérapeutique, voici l'opinion du savant toxicologiste Orfila :

« On ne peut accorder un certain crédit à un contre-poison que lorsqu'il réunit les conditions suivantes : 1°. on doit pouvoir se le procurer facilement et pouvoir l'administrer à haute dose sans inconvénient ; 2°. il faut qu'il décompose le toxique ou qu'il se combine avec lui de manière à former un composé inerte, ou, du moins, un composé moins actif que lui; 3°. il importe en outre qu'il favorise le vomissement. Sous ce triple rapport, l'albumine, dont j'ai le premier conseillé l'emploi, offre les plus grands avantages. En effet, elle est à la portée de tout le monde; elle est nauséeuse, elle peut être prise à haute dose sans danger, et elle forme, avec les sels mercuriels, un composé beaucoup moins actif qu'eux. Il y a mieux : l'action salutaire de l'albumine, comme moyen de décomposition de beaucoup d'autres sels métalliques et de quelques acides, est telle que personne ne se refusera à admettre le précepte suivant : Dans tous les cas d'empoisonnement, dès l'apparition des premiers symptômes et avant qu'on ait pu reconnaître la nature du poison ingéré, il faut donner au malade de l'eau albumineuse froide, et mieux encore, tiède, parce que cette dissolution, qui est à la portée de tout le monde, tend à provoquer le vomissement en diminuant notablement l'intensité toxique d'un grand nombre de sels et de certains acides, et parce que, alors même qu'elle n'agit pas chimiquement sur le poison, elle n'aggrave pas les accidens, et que, au contraire, elle est utile en favorisant les vomissemens. »

Ce langage est bien rassurant, sans doute, mais cependant nous ne devons pas négliger de citer aussi l'opinion de M. Bussy. Ce savant professeur signale la magnésie peu calcinée et administrée à très-grandes doses, comme antidote d'un usage généralement efficace, et il affirme : 1°. que la magnésie pure, mais faiblement calcinée, peut facilement absorber l'acide arsénieux en dissolution, et former avec lui un composé insoluble, même dans l'eau bouillante ; 2°. que les animaux auxquels on a donné de l'arsenic sont constamment sauvés lorsqu'on leur fait prendre des doses suffisantes de magnésie ; 3°. que cet antidote présente, sur ceux qui sont connus et employés, l'avantage de se rencontrer toujours prêt chez tous les pharmaciens ; qu'il neutralise facilement et complètement le poison ; qu'il peut être administré sans inconvénient à forte dose, et que ses effets thérapeutiques généraux sont par eux-mêmes en rapport avec les indications que l'on doit chercher à remplir dans ce genre d'empoisonnement ; 4°. que la magnésie décompose l'émétique, les sels de cuivre, le sublimé corrosif, et qu'il y a lieu de croire qu'on pourra l'employer avec succès pour combattre et atténuer les effets de ces substances toxiques et celui des sels métalliques en général ; 5°. que les sels des alcalis organiques, morphine, strychnine, etc., étant également décomposés par la magnésie, l'emploi de cette substance, dans les cas d'empoisonnement, par les produits organiques qui doivent leur action à la présence des alcalis végétaux, pourrait avoir pour résultat de retarder et de rendre plus difficile l'absorption du poison. »

Ajoutons encore que M. le professeur Caventou reconnaît aussi l'action réelle de la magnésie, mais il lui préfère l'hydrate de fer comme antidote des préparations arsénicales et métalliques. Cependant il admet qu'à défaut d'hydrate de fer on peut employer la magnésie.

Maintenant, pour établir un ordre satisfaisant dans la direction des soins à donner dans les divers cas d'empoisonnement, nous allons dresser une liste des meilleurs contre-poisons.

Contre-Poisons des acides concentrés : Magnésie en abondance, délayée dans de l'eau; eau de savon forte; pas de vomitifs. Après avoir vaincu les plus graves accidens, lavemens d'eau de savon.

Contre-Poisons des alcalis concentrés : Acides, jus de citron, vinaigre dans de l'eau; pas de vomitifs. — Limonade tartrique, spécialement contre les sels potassiques.

Contre-Poisons des préparations mercurielles : Eau albumineuse faite avec une douzaine de blancs d'œufs battus dans de l'eau tiède; boire abondamment, et exciter le vomissement en introduisant le doigt dans le gosier. Puis, administrer en excès de la magnésie délayée dans de l'eau. Faute de mieux, du lait coupé avec moitié eau.

Contre-Poisons des préparations arsenicales : Eau albumineuse en abondance ; exciter le vomissement jusqu'à ce qu'on ait pu se procurer de l'hydrate de péroxyde de fer, ou, à son défaut, de la magnésie hydratée, que l'on administrera dans des proportions qui ne peuvent jamais être trop considérables.

Contre-Poisons des préparations de cuivre : Comme dans le cas précédent. Faire ensuite prendre un électuaire composé de miel, de limaille de fer et de zinc.

Contre-Poisons des préparations de plomb et de baryté : Faire vomir avec de l'eau tiède tenant en dissolution du sulfate de soude ; à son défaut, eau de puits, simple ou albumineuse ; la magnésie et l'hydrate de fer administrés à forte dose.

Contre-Poisons des préparations antimoniales : Eau albumineuse, magnésie, décoction de noix de galle, ou forte décoction de quinquina ou d'écorce de chêne. Pour modérer les vomissemens, quelques cuillerées à café de sirop diacode.

Contre-Poisons des préparations d'argent ;

nitrate d'argent (pierre infernale) : Solution tiède de sel de cuisine (20 à 30 grammes par litre d'eau).

Contre-Poisons des préparations d'or, de zinc, de bismuth, d'étain : Eau albumineuse, magnésie, hydrate de péroxyde de fer.

Contre-Poisons des préparations de phosphore (entre autres les allumettes chimiques) : Ceux des acides concentrés.

Contre-poisons des préparations d'opium et des végétaux narcotiques : Faire vomir abondamment ; puis boissons acidulées, lavemens purgatifs ; café à l'eau.

Contre-Poisons des préparations alcooliques déterminant l'ivresse absolue : Faire vomir avec de l'eau chaude, puis 40 gouttes d'ammoniaque liquide dans un verre d'eau sucrée, en plusieurs doses ; un lavement d'eau tiède avec addition d'une forte cuillerée de sel de cuisine.

Tout ce que nous venons de dire n'a pour but que de mettre toute personne en état de pouvoir remplir les plus pressantes indications dans tous les cas d'empoisonnement. Il s'agit d'employer un tems précieux, en attendant un médecin qui, dans tous ces cas désastreux, a des soins médicaux d'une extrême importance à donner.

Pour faire suite aux contre-poisons, nous devons fournir l'antidote des champignons et des moules, comme aussi les moyens de remédier aux morsures des animaux enragés et des serpens. En France, nous n'avons que des vipères.

Champignons.

Malgré les fréquens accidens causés par les champignons, ce mets friand n'en est pas moins recherché; et cependant, rien n'est plus difficile que de distinguer les bons de ceux qu'on ne doit pas manger.

Voici ce qu'en dit le savant Chaussier, dans son ouvrage sur les contre-poisons :

« Les caractères qui peuvent faire distinguer les champignons dangereux de ceux qui sont bons à manger, ne sont pas toujours assez précis, assez constans pour guider dans leur choix d'une manière bien certaine.

» Les champignons qui, dans les forêts, croissent à l'ombre, sont, en général, très-mauvais; cependant, ce n'est point parce qu'ils sont privés des rayons du soleil qu'ils acquièrent une qualité nuisible, car les meilleures couches des champignons bons à manger sont placées dans l'obscurité.

» En France, on doit rejeter les champignons qui ont été attaqués par des insectes, et qu'on dit vulgairement *piqués des vers*. En Lygurie, ces mêmes champignons sont excellens : j'ai vu les manger crûs.

» Les champignons dangereux ont assez ordinairement une odeur rebutante. On trouve, en Piémont, quelques champignons nuisibles dont l'odeur n'a rien de désagréable.

» On doit suspecter les champignons lorsque, en les coupant, on remarque à la tranche plusieurs couleurs; et, cependant, quelques champignons des États de Gênes, où l'on n'en connaît aucun de mauvaise qualité, offrent plusieurs nuances quand on les coupe.

» Ainsi l'odeur, la couleur et la saveur ne présentent pas des caractères distincts entre les champignons de mauvaise qualité et ceux qu'on peut manger sans danger. On doit sentir d'après cela combien il est imprudent de manger des champignons. »

Cette opinion du savant professeur n'a pas empêché et n'empêchera malheureusement pas que les champignons provoquent des empoisonnemens. Nous dirons donc que, pour combattre ces accidens, on devra se conduire comme dans les cas produits par l'arsenic.

Moules.

Sans être convaincu que ce coquillage a une action malfaisante, nous savons cependant que quelques personnes s'en sont trouvées incommodées et ont ressenti tous les caractères d'un empoisonnement. Dans ces cas, il suffira d'employer l'eau albumineuse ou l'eau tiède miellée, jusqu'à vomissement.

Morsures des Animaux enragés.

De tous les animaux, celui qui communique le plus souvent la rage à l'homme, c'est le chien.

Lorsqu'une personne a été mordue par un animal enragé, il faut la rassurer et bien lui persuader que l'animal n'était pas atteint de la rage. En même temps, on lui ôte tous ses vêtemens, sans exception, et on les met dans l'eau, afin que la bave de l'animal, qui pourrait s'être attachée aux habits, ne vienne servir de moyen d'inoculation; on lave le corps avec de l'eau de savon tiède; on fait bien saigner la plaie de la morsure, en la pressant dans tous les sens; on la lave avec du vinaigre; on l'essuie fortement pour l'irriter, et on sonde la profondeur de la plaie avec un stylet ou une aiguille à tricoter. Ses dimensions connues ou appréciées, on fait rougir au feu un morceau de fer approprié, le plus ordinairement, un clou, que l'on applique de manière à cautériser la surface, les parois et toute la profondeur que la dent de l'animal a pu faire.

Dans les cas où le malade se refuserait à ce moyen, il faudrait alors recourir à l'emploi de l'acide chlorhydrique, sulfurique, ou nitrique; en faire pénétrer jusqu'au fond de la morsure et répéter cette opération trois ou quatre fois de suite. Il faudrait même, si la plaie était profonde, tremper un petit rouleau de charpie dans l'acide, l'introduire profondément et l'y laisser quatre heures.

Morsures de la Vipère ou des Serpens.

Les accidens de la blessure que fait ce reptile s'annoncent par des étourdissemens, des envies de vomir; par la douleur, l'engourdissement et l'enflure du membre ou de la partie mordue.

Dès que l'on éprouve les symptômes du venin, il faut laver la plaie avec de l'eau de savon chaude, et la faire saigner en la pressant doucement. Ensuite, on verse dessus de l'alcali volatil pur, et on recouvre la plaie d'une compresse trempée dans cet alcali.

Religion et Morale.

CHAPITRE XXV.

L'Évangile est la religion du cœur.

C'est par le cœur que l'Évangile a conquis l'univers; c'est en plaçant la félicité humaine dans un continuel foyer de générosités, qu'il a physiquement racheté l'homme lui-même! Et c'est là peut-être un des plus beaux symboles de la *rédemption morale*.

L'homme est créé pour vivre d'abord, telle est l'immortelle loi; et sans cette prévoyance divine, l'univers serait bientôt un désert, un chaos stupide..... Cet amour de la vie est dans toutes les créatures un irrésistible besoin, étranger à l'intelligence.... Chez l'homme, il devient, suivant les vues évangéliques, la source de toute morale, parce que s'aimer lui-même, c'est aimer sa compagne, qui est la moitié de lui-même; c'est aimer ses enfans, qu'il sent être quelque chose de lui ; c'est aimer ses semblables, qui sont encore lui ; c'est aimer toutes les créatures, qui lui révèlent encore quelque similitude avec lui-même.

Telle dut être la nature de l'homme, au sortir des mains de Dieu, et encore vierge d'intelligence ; telle dut être l'innocence des premiers âges. Quand l'homme osa réfléchir, il put perfectionner ou dégrader cette grandeur primitive.... Voilà l'arbre de la science du bien et du mal. L'intelligence put dès-lors être responsable de sa destinée... Voilà la première chute.

L'homme fut donc moral avant de savoir ce qu'était la morale, en s'aimant autant dans lui-même que dans les autres, et en s'avançant pur et simple au milieu de cette nature jeune et attentive qui devait tressaillir à chacun de ses pas.

En retrouvant cette morale au fond de l'homme, l'Évangile le rachète donc encore une fois physiquement de lui-même.

Ainsi s'accomplit, par une merveilleuse sagesse, une religion d'autant plus belle qu'elle est plus aisée. L'antiquité grecque et romaine savait bien aussi honorer l'héroïsme humain, l'abnégation de soi-même, et lui dresser des statues, lorsque quelque occasion grande et rare la produisait au jour ! Mais faire de ces vertus une morale que l'on pratique à chaque instant, et dans les plus secrètes occasions de la vie, cette divine mission n'était réservée qu'au christianisme. C'est là sa grande et majestueuse figure! C'est en apparaissant avec des traits si noblement nouveaux, qu'à son aspect la terre flétrie s'est ranimée de force et de vigueur.

« Quel mérite à faire du bien à ceux qui
» nous en font? les méchans font de même :
» mais faites du bien, sans en rien espérer, et
» votre récompense sera grande. »

(Saint Luc, 6, 32.)

« Aimez vos ennemis..... Faites du bien à
» ceux qui vous haïssent, priez pour ceux qui
» vous persécutent et vous calomnient. »

(Saint Mathieu, 5.)

« Si ton ennemi a faim ou soif, donne-lui à
» manger ou à boire; en faisant cela, tu amas-
» seras des charbons de feu sur ta tête. »

(Epitre aux Romains.)

Il n'y a que l'élan du cœur pour répondre à la magnificence de ces paroles : elles sont sublimes de contre-sens avec les irascibles impulsions d'une intelligence toujours si petite dans ses jalousies et dans ses haines. Rendre le bien pour le bien, ce n'est que remplir son devoir, ce n'est que de la probité morale; et cependant c'était là la plus grande vertu des anciennes religions... Mais rendre le bien pour le mal, plaindre et secourir un ennemi, est une victoire sur soi-même et un bouleversement sublime, dont le premier exemple appartient à l'Homme-Dieu, qui est venu le donner dans toute sa grandeur.

Il n'est pas de jour, pas de moment, où l'homme de cœur n'ait à lutter contre lui-même et contre les autres. Celui qui sait obéir au précepte de l'Évangile est constamment noble à lui-même ainsi qu'à ceux qui l'outragent ou qui lui nuisent.

Ce grand triomphe de soi-même entraîne et subjugue par d'irrésistibles émotions. Le génie de Corneille l'avait bien deviné, et dans *Cinna* son Auguste n'est si grand que parce qu'il suit à la lettre le précepte de l'Évangile, et arrive à son accomplissement par une gradation d'épreuves, de luttes et de sentimens, dont la scène française n'a pas su profiter depuis. Corneille seul a songé à faire des hommes!

Avant l'Évangile, les hommes, dans toutes les bizarreries de leur intelligence, avaient élevé à la Divinité une multitude de cultes monstrueux. En fondant le règne du cœur sur toutes ces extravagances, l'Écriture-Sainte n'a-t-elle pas racheté l'homme de lui-même? et le relevant d'une dignité qu'il portait en lui sans la connaître, n'a-t-elle pas su, par cette révolution, qu'on peut dire toute physique, accomplir sa nouvelle mission sur la terre?

La poudre retourne à la terre et l'âme à l'immortalité. *(Eccles. 12.)*

Voilà le seul espoir, voilà la consolation de l'homme contre une fragilité qui le menace et qui le ruine sans cesse..... L'Écriture proclame l'immortalité de l'âme, et cette immortalité est aussi évidente, aussi inévitable que l'immortalité de la lumière, que l'immortalité de l'eau de la mer! Cette démonstration appelle à son aide toutes les sciences physiques, et ne peut que se fortifier de leur témoignage et de leurs calculs.

Une seule goutte d'eau peut-elle se perdre dans l'univers? Que cette goutte d'eau soit vapeur, pluie, neige ou brouillard, qu'elle soit dans les airs, qu'elle soit au sein de la terre, il faut qu'elle se retrouve, il faut qu'elle soit quelque part! Un seul grain de sable peut-il disparaître dans le monde! Il n'échappe qu'à la faiblesse de notre vue... mais il est toujours devant les yeux de celui qui fait que tout se retrouve! Eh bien! l'immortalité de l'âme, de ce principe sans définition, qui est la vie, est aussi évidente, est aussi physique que l'indestructibilité du calorique, de l'électricité et de la lumière! Son éternité est forcée, par cela seul que nous ne pouvons pas comprendre cette éternité. Tout ce que la plus grande force de la raison peut comprendre a une fin... : donc tout ce que nous ne pouvons pas comprendre n'a pas de fin!

C'est à ce terme que finit, que s'arrête l'intelligence dont nous sommes si vains! C'est à ce terme que viennent se briser tous ses orgueils... Et au-delà commencent de sublimes, d'éternelles grandeurs!!!

L'homme, tel que le veut l'Évangile, naît doublement moral. Par le cœur, il sent ce qu'il doit à ses semblables, et par l'intelligence, il apprend la nécessité de ses devoirs, il en mesure l'étendue. Sentir ce qu'on se doit à soi-même aussi bien qu'aux autres, est un instinct naturel, une impulsion du cœur, un besoin inné; l'apprendre, c'est une éducation toute entière. De ces deux morales, l'une est la noblesse de l'organisation-même, l'autre est le bienfait de la religion, de la civilisation. Quoique de nature et d'origine différentes, leurs efforts, leur but, leurs résultats sont cependant les mêmes; elles veulent le bien-être de chacun fondé sur le bien-être de tous. Voilà donc la morale reposant comme les passions, dont elle est souvent l'heureux emploi, sur les deux grandes divisions physiques de l'homme : les sentimens et l'intelligence...

Si devant nous on mutile un animal, si même nous voyons un pauvre chien sur le point d'être écrasé par une roue, pourquoi poussons-nous un cri de terreur? Si nous entendons ses os craquer et sa douleur s'exprimer par des hurlemens déchirans, pourquoi nos vives sensations? A notre bouleversement, on croirait notre vie en danger.... Instinct immortel, et solidarité de tout ce qui vit! Noble et primitive morale!... Si les maux d'un chétif animal provoquent de si douloureuses émotions, combien la souffrance d'un semblable saura, par tout ce qu'elle nous fera éprouver, nous le rendre cher et sacré!... Et dans les personnes que nous aimons, dans celles qui tiennent à notre vie par la racine des affections, qui pourrait dire à quels purs et mystérieux héroïsmes ce sentiment exalte le cœur, et combien il se complait dans l'obscurité de son dévouement, combien il est heureux d'être ignoré dans cette félicité inconnue qui le brûle et qui l'épure!...

Dans la nature, être libre, c'est pouvoir faire le bien; telle est la liberté naturelle, entière, mais brute.

Dans la civilisation, être libre, c'est être forcé de ne faire que le bien. Telle est la liberté civile, qui dans le fond n'est qu'une soumission intelligente et volontaire aux lois qui commandent.

Au-dessus de ces deux libertés commence la liberté politique, et nous nous arrêtons.

APHORISMES.

L'hygiène en un mot peut être définie,
C'est modération pour tout pendant la vie.

—

L'air que nous respirons nous fait vivre ou mourir;
Appliquons-nous toujours à savoir le choisir.

—

Une chambre à coucher doit être spacieuse;
Point d'alcôve surtout, elle est pernicieuse.

—

Flanelle sur la peau et vêtemens de laine
Préservent de douleurs, de rhumes, de migraine.

—

Les cosmétiques sont ennemis de la peau;
Le vinaigre suffit, étendu dans de l'eau.

—

La propreté du corps entretient la santé;
L'abondance de l'eau dit son utilité.

—

L'alimentation veut que l'on considère
Que le corps n'est nourri que de ce qu'il digère.

Il n'est pas de boisson dont on doive abuser;
Même l'excès de l'eau présente du danger.

—

Ne remettons jamais l'excrétion utile;
Tout besoin retardé devient plus difficile.

—

Ménageons les cinq sens toujours avec prudence,
Pour les avoir long-tems à leur adolescence.

—

La grande intelligence est don de la nature,
Rare et nécessitant une bonne culture.

—

Le plus grand des défauts c'est bien l'ivrognerie,
L'homme y perd la raison et abrège sa vie.

—

Pour combattre avec fruit mauvaises passions,
Sachons faire un bon choix de nos relations.

—

Le travail, le sommeil se partagent la vie,
Mais chacun dans son temps, la santé est servie.

—

Un bon tempérament est don de la nature,
Ou bien le résultat de saine nourriture.

—

Tous nos membres sont faits pour subir l'exercice;
Les fatiguer c'est trop, les négliger c'est vice.

Ne tolérons jamais de mauvaise habitude,
De défauts pour plus tard c'est souvent le prélude.

—

Le travail garantit toujours de la misère;
On n'est point malheureux quand le travail sait plaire.

—

Chaque âge a ses besoins; à tous, pour la santé,
Air pur, religion, travail, sobriété.

—

L'économie est bien la vertu prévoyante;
Un sou gardé par jour fait dix-huit francs de rente.

—

Pour les asphyxiés, que l'on se représente
Que, bien souvent, ce n'est qu'une mort apparente!

—

Pour tout asphyxié soigné, en général,
La respiration est le but principal.

—

Connaître les poisons, au peuple est inutile;
Détruire leurs effets, voilà l'objet utile.

—

La religion rend tous les maux supportables,
Ce traitement moral est des plus admirables.

—

La nourriture au corps, la morale à l'esprit,
C'est la philosophie, œuvre de Jésus-Christ.

APPENDICE.

Nous n'avions point l'intention de parler du magnétisme animal dans cet ouvrage, et nous corrigions la dernière épreuve lorsqu'un ami officieux est venu nous informer de la défaveur que quelques personnes s'efforçaient de jeter sur tous les magnétiseurs. Intéressé dans la question, nous devons quelques explications à nos lecteurs, en attendant la publication d'un ouvrage raisonné et d'expériences pratiques sur ce sujet.

Nous dirons donc, pour le moment, comme le docteur Bellanger (nous laissons de côté les mécréans par calcul, nous ne nous adressons qu'aux gens sérieux et sans parti pris) : « Il importerait » d'étudier sérieusement le somnambulisme ; il fau- » drait que la science revînt de ses préventions et » cherchât à déterminer les conditions qui peuvent » accroître ou diminuer, paralyser ou faciliter la » lucidité des somnambules. Il faudrait faire pour » le magnétisme ce que l'on a fait pour l'électricité. » Si nous en étions restés aux premières appa- » rences, si nous n'avions pas interrogé la nature » avec une laborieuse persévérance, nous n'aurions » encore que le bâton de cire qui attire les corps » légers, et quelques joujoux électriques ; nous n'au- » rions aucune de nos puissantes machines, ni la » pile voltaïque, ni le télégraphe électrique, etc.,

» etc. Mais on abandonne le magnétisme animal » aux charlatans, aux sybilles de la rue, et le plus » merveilleux phénomène que les hommes aient » entrevu dans l'étude de la nature est délaissé, etc., » etc., etc. »

C'est à cette étude que nous nous sommes livré depuis vingt ans, et nous avons obtenu de si beaux résultats que nous n'avons qu'à nous féliciter de notre persévérance. Ainsi, par l'emploi du magnétisme, sans déplacement pour le médecin ni pour les malades, nous traitons tous les jours, avec un succès incontestable, des malades condamnés, auxquels nous rendons la santé.

Cette double faculté que possèdent les somnambules de pénétrer en nous et de voir en-dehors de nous, dans des conditions impossibles aux autres individus, nous donne à la fois la mesure, le secret et les limites de leur puissance. Mais n'allons pas croire qu'ils ont le don des miracles ou la faculté de voir l'avenir; ils ne sont pas Dieu. Ce qu'il y a de remarquable, c'est que la ligne de démarcation entre la vie somnambulique et la vie normale est complète, tranchée; et quand ils reviennent à la vie ordinaire, ils ne conservent aucun souvenir de ce qui vient de se passer; ils s'imaginent qu'ils s'éveillent, qu'ils sortent d'un sommeil naturel.

D'après ce rapide exposé, on peut s'expliquer notre confiance dans les facultés des somnambules. Notre cabinet de consultations reçoit du monde tous les jours, et nous accueillerons toujours avec bienveillance toutes les personnes qui, cherchant à être convaincues, se présenteront. Mais que ce ne soit pas avec l'intention de contrarier la somnambule, avec le but bien arrêté de ne pas croire à sa lucidité, car tout somnambule est dérouté par un mécréant quand-même. Nous ne nous adressons donc qu'à ceux qui sont disposés à croire toutes les fois qu'ils sont convaincus par les faits.

En employant le somnambulisme au diagnostic et à la thérapeutique, j'ai souvent reconnu que le médecin aurait été exposé à faire fausse route. Au demeurant, voici, à cet égard, l'opinion du docteur Bellanger :

« Toutefois, on ne peut se dissimuler que les » facultés des somnambules ne soient fort remar- » quables. Il est probable qu'elles seraient, comme » toutes les facultés humaines, susceptibles d'être » développées et perfectionnées. Si les savans, si » les médecins daignaient renoncer à leurs dé- » dains, qui ressemblent fort à des préjugés; s'ils » voulaient apporter à l'étude du somnambulisme, » c'est-à-dire du plus merveilleux phénomène que » les hommes aient entrevu dans l'orgarisme hu- » main, l'ardeur qu'ils ont tant de fois prodiguée » dans des travaux stériles, peut-être arriverait-on » à des résultats inespérés. Nul doute qu'on ne » puisse déjà tirer un très-grand parti des facultés » des somnambules dans une foule de circonstances » diverses, et spécialement en médecine. Qui peut » dire ce que deviendraient les somnambules sous » la main de la science? Qui peut prévoir les ac- » croissemens que pourraient prendre, par de sa- » vantes expériences, des facultés qui, dans leur

» manifestation spontanée, ont en quelque sorte
» ramené la croyance aux miracles? »

Nous avons donné le motif de cette digression; on nous la pardonnera sans doute. Nous espérons cependant que ces courtes explications sur le somnambulisme ne seront pas perdues pour tout le monde.

Nous suivons depuis long-tems le conseil donné par le docteur Bellanger, en employant les facultés des somnambules à l'exercice de la médecine. Nous avons toujours enregistré les causes et les symptômes des maladies, et lorsque nous publierons ces observations, les médecins consciencieux, comme toutes les personnes pourvues d'un jugement sain, apprécieront les bienfaits de cette méthode.

Déjà des médecins distingués sont venus à nos consultations pour établir le diagnostic dans certains cas douteux, et se sont retirés satisfaits : ceux-là ne voient que l'intérêt des malades et sont avides de science et de vérité.

Ces courtes explications sur le somnambulisme, quoique fortuitement données dans cet ouvrage, pourront servir à éclairer ceux qui ne jugent jamais sans connaître.

FIN.

TABLE DES MATIÈRES.

www.ingramcontent.com/pod-product-compliance
Ingram Content Group UK Ltd.
Pitfield, Milton Keynes, MK11 3LW, UK
UKHW022102190726
13855UKWH00002B/590

9 782012 999916